椎間板ヘルニア治療のウソ・ホント

Herniated Disc Treatment
True or False

伊東信久 NOBUHISA ITO

幻冬舎MC

椎間板ヘルニア治療のウソ・ホント

はじめに

多くの人が苦しんでいる椎間板ヘルニア。

首痛や、国民病ともいわれる腰痛に悩まされている人のうち、分かっているだけでも2～3％は椎間板ヘルニアだといわれています。

しかし、医師に相談しても意外と具体的な対処法がなかったり、それどころか一生治らないと言われてしまったりと、困っている人は多いのではないでしょうか。

私もヘルニア治療を行う医師の一人ですが、患者さんの治療に当たっているとさまざまな話が耳に入ってきます。

「前の医師には、安静にしていれば自然に治るから心配いらないと言われた……」

「痛み止めと湿布で様子を見ていれば大丈夫と言われた……」

「手術をしても治らないと言われた……」

「治らないから、だましだまし一生付き合っていくしかない……」

困り果てた患者さんがそれでもどうにかならないかと私のもとに来るのですが、実際に診察してみると、9割以上の患者さんのヘルニアは治せることが分かります。なぜこのようなことが起こってしまうのでしょうか？

この背景には、椎間板ヘルニアは「保存的治療が基本」とされている医師側の事情があります。保存的治療というのは、端的にいえば「ステロイドなどの痛み止めを打って様子を見る」ことです。

多くの医師は椎間板ヘルニアだと診断しても、まずはこの保存的治療を選択しがちです。なぜなら医師側にとってこの選択が最もリスクが低いからです。ヘルニアを手術で除去するのは簡単ではありません。また、手術をするにしてもどのような手術が最も効果的なのか、実は医師の間でも分かっていないことが多いのです。なかには手術では治らない、などと無責任なことを言う人もいます。

また、保存的治療の場合、軽度のヘルニア患者ならいったんは数カ月で痛みが治まってしまうケースも多いので、痛いときにはまず安静にし、そのあとは痛み止めや湿布、理学療法で症状の改善を試みるというのは、医師にとって選択しやすい手段なのです。

これで自然治癒すればいいのですが、実際にはほとんどのヘルニアは完治しません。半年経っても痛みが引かない、あるいは何年後かに再発する人がたくさんいます。いったん痛みが引いても、実は病気の根源は治療できていないので、再発したり、完治せずに悪化したりしているのです。そこでようやく「では、別の方法を試してみますか」と言ってくれる医師はよいほうですが、ひどい場合は「ヘルニアは治らないからだましだまし一生付き合っていくしかない」などと言う医師もいるわけです。本当にひどい話だと思います。

私はこれまで脳神経外科や整形外科を渡り歩き、大阪の福島でヘルニア治療の専門家としてレーザー治療のクリニックを開業しました。これまで多くの腰痛、首痛をはじめとしたヘルニア治療を行ってきましたが、一向にこうした不幸なケースが後を絶ちません。早く受診してくれれば簡単に治すこともできるケースも多いのです。

ヘルニア治療のポイントは主に2つです。1つは病気の根本から絶つこと、もう1つは腕の良い医師がしっかりとした手術を行うことです。

私のもとに来ていただければ、いくらでも治療が可能なのですが、それも限界があります。そこで私はヘルニアに悩む多くの人に、ヘルニアについてもっとよく知ってもらいたいと思い、今回書籍にまとめることにしました。

ヘルニアについて正しく理解していれば、冒頭のような悩みは解消できます。正しく対処すれば治せる病気なのです。

本書では世間に浸透している椎間板ヘルニアにまつわる情報を改めて精査し、何がホントで何がウソなのか、正確な情報を皆さんに提供するとともに、椎間板ヘルニアに最も効果的な治療法を紹介していきます。

本書が、椎間板ヘルニアに苦しんでいる多くの患者さんを救う一助になれば幸いです。

目次

第1章

敵の正体を知らなければ克服できない
――椎間板ヘルニアとはどんな病気なのか

第2章 椎間板ヘルニアの診断と治療のウソ・ホント

第3章 椎間板ヘルニアのレーザー治療「ＰＬＤＤ」のウソ・ホント

第４章
椎間板ヘルニアの再発防止のウソ・ホント
～人生１００年時代、元気な身体であるために～

序章

首痛・腰痛は人間の宿命？

人間は直立二足歩行を始めたときから首と腰が弱点になった

私たち人間は、四つ足で歩くことから直立して二足歩行をするようになりました。これによって空いた両手でものをつかみ、道具を使うことを覚えて細かい作業ができるようになったことで脳の発達が促され、これが人間の進化につながったとされています。ところが、地球の重力は常に物体を下へ下へと引っ張っているため、重力に逆らって直立二足歩行をすることは、背骨に大きな負担をかけることを意味しています。ただ立っているだけでも、身体のバランスを保つために背骨は常に緊張しています。

4本の足で体重を支える場合、背骨は地面と平行になるので重力は4本の足に分散され、背骨にかかる力も軽減されます。それが2本の足だけで立つと、横になっていた背骨が縦に積み重なることで、必然的に背骨の下のほうに体重がかかってきます。そのため一点に集中した重力を腰だけで受け止めなければなりません。また、首は体重の約7～10％の重さがある頭部を支えているため、常に負荷がかかっている状態です。ほかの部位と比べて傷めやすい部位であるといえます。

それにもかかわらず、首も腰も関節としての役目を担っているので、前に倒したり反らせたり、捻ったり回したりといったさまざまな動きに対応し、時には不自然な姿勢を取るなど、日常的に酷使されています。それでも身体のバランスを維持できているのは、背骨と協調して働いている筋肉や靭帯が支えているからです。しかし、あまりにも負担を強いるような姿勢や動作を繰り返していると、さすがに筋肉と靭帯では十分に支えきれなくなり、両者の力のバランスが崩れて首や腰を痛めやすくなります。

腰痛患者は国内に約2800万人

今や腰痛は〝国民病〟といわれるほど日本人に多い疾患の代表です。厚生労働省研究班の調査（2013年）によると、約2800万人が腰痛に悩んでいることが分かりました。割合でいうと、なんと5人に1人、40～60代では2人に1人が腰痛もちなのです。そのうちの2～3％が腰の椎間板ヘルニアだとされています。

日本人の8割は一生のうちに一度は腰痛を経験しているといわれています。一過性の腰痛の人もいるのですが、先の調査結果のように多くの人が慢性化してしまっているのが現状です。

実際に、働き盛りで腰痛もちの30～40代の男女（2万3391人）を対象にした腰痛の実態調査[*1]を見ても、腰痛歴が男性で約10・4年、女性で約9・5年と長く、慢性化していることが分かりました。この調査結果の興味深いところは、腰痛を感じる時間帯が18時から20時台（52・3％）が最多で、次いで15時から17時台（49・3％）となっており、一日の疲れを感じる夕方から夜にかけてが、痛みのピークになっていること。また、56・3％の人が腰痛で日常生活に支障があると答えていた点です。

ところが、腰痛対策となると、ほとんどの女性がなんらかの対処をしているのに対し、男性は3割近くの人が放置しています。さらに、慢性化した人の8割（男女）は腰痛になっても放置し続け、痛みがひどくなってからようやく医療機関に駆け込むといった傾向があるようです。

「年だから仕方ない」という医者の言葉を信じてはいけない

高齢の人ほど腰痛を年のせいにしており、「これから腰痛と上手に付き合っていきましょう」などと医者から言われます。確かに加齢は腰痛の一因ではありますが、若い人でもなっていることからも分かるとおり、さまざまな原因があります。きちんと調べもしないで、年齢で判断するのは医者の怠慢というもの。はなから完治させる気がないから原因を究明せず、その場しのぎの言葉を使っているに過ぎません。

身体も何十年と使っていれば、腰に限らずあちこちにガタが出てきます。そのため、患者さんだけでなく、医者もなにかにつけて年のせいにしたがります。

先のデータでも分かるように慢性的な腰痛を抱えている人が多いゆえに、患者さんだけではなく医者でも腰痛を軽く見ているところがあり、痛み止めや湿布を処方して帰してしまいます。しかし、患者さんからしてみれば「年なのは自分でも分かっている。それでも痛くてつらいから受診したのに……。医者ならなんとかして！」という心境でしょう。

こうして医者に軽くあしらわれることが、実は患者さんの痛みを増幅させ、腰痛患者を増やし続けている要因の一つだと私は考えています。ほとんどのケースにおいて、ＭＲＩなどの画像検査をすれば原因が見つかるのですから、きちんと調べてくれる医療機関にかかることが大事なことです。

医者にとって「坐骨神経痛です」は魔法の言葉

坐骨神経とは、お尻にある坐骨を通る神経で、腰から太ももの裏を通ってふくらはぎまでつながっており、足のなかではいちばん太い神経のことをいいます。そのため、腰が痛くて足にもしびれが出ていると、坐骨神経痛と診断されるケースがなんと多いことか……。

そのように医者から診断されると、患者さんも腰痛の原因が分かったような気になって安心し、納得してしまうかもしれませんが、単に痛みの名前を教えてくれたに過ぎません。坐骨神経痛は症状であって、原因はほかにあるのです。

それにもかかわらず、どうして坐骨神経痛と診断されることが多いのかというと、これには現代の日本における医療システムが大きく影響しています。

私たち医者は、患者さんを診断する際には、このままでは命に関わるとか、日常生活に支障が生じるということを判断基準にしています。そのため、手術の必要があるときは、病名を確定しなければなりませんから具体的な病名を付けます。

しかし、腰痛の場合は緊急を要するものではない限り、こうした手順が取られることが少ないのです。その結果、「年のせい」とか「坐骨神経痛です」と言って、温熱療法や牽引療法などの理学療法を行うように患者さんに勧めて通院させるようになります。医者からすると「これで常連の患者さんを1人ゲット！」というわけです。

こうして患者さんは通院するようになりますが、坐骨神経痛を根本的に治す治療をしているわけではないので、腰がラクになったり足のしびれが取れたりといったような満足のいく効果を得られません。別の病院に移ったとしても結局、同じ診断をされて同じ治療を受けることとなり、途方に暮れた患者さんが病院に見切りをつけ、腕が良いと評判の整骨院やマッサージ店に駆け込むことが多く見られます。

これでは、患者さんにとって悪循環であり、いつになっても痛みは取れません。

では、坐骨神経痛の原因は何かというと、その多くは「椎間板ヘルニア」なのです。この病気はきちんと画像検査さえすれば診断可能な病名ですから、まずは検査を受けるようにすることが重要です。

そして、「年のせい」とか「坐骨神経痛です」という医者の言葉を信じないこと。この言葉に患者さんは妙に納得してしまいますが、医者が使う都合のよい魔法の言葉でしかないのです。

ほとんどの腰痛は原因を特定できる

腰痛には大きく分けて2種類あります。医師の診察および画像検査（X線やMRIなど）で原因が特定できるものを「特異的腰痛」といい、画像検査をしてもどこが痛みの原因なのか特定できないものを「非特異的腰痛」といいます。この非特異的腰痛は、多くのケースにおいて「腰痛症」という診断名が付けられています。

２００１年に発表された米国の論文(＊2)では「原因が分からない腰痛が85％」と発表されました。また、厚生労働省が２０１０年に公表した腰痛対策(＊3)を見ると「腰痛の約85％は非特異的腰痛に分類される」と書かれています。これらの報告により、「腰痛の8割は原因が不明」という誤解が広まってしまったのです。

患者さんからしてみれば腰の痛みで歩くのもつらく、日常生活に支障をきたしているにもかかわらず、「異常なし」と言われても納得できるはずがありません。挙げ句の果てには多くの場合において「精神的なもの」とされてきました。しかし、これには私を含めた多くの腰痛専門医が疑問をもっていたのも事実です。

そんな折、山口大学の研究グループによって、これまでの通説を覆す結果(＊4)が発表されました。これは、山口県内の整形外科を受診した腰痛患者３２３人を対象に「質問票」「X線（レントゲン）写真」「整形外科医による身体診察」「神経学的検査」「痛みがある箇所に局所麻酔を注射して痛みが取れるかどうかで痛みの原因を探る診断的ブロック」など、あらゆる検査を駆使して腰痛の原因を突き止めたというものでした。その結果、原因不明の非特異的腰痛は22％、原因を特定できる腰痛は78％。つまり、原因が明らかな腰痛は約8割だったのです。

しかも、その研究によって「精神的なもの」とされていた心理的要因（ストレス）から起こる腰痛は少ないことが明らかとなり、むしろ腰痛が長引くことで心理的要因が加わると考えられるようになりました。

この調査結果は２０１６年の第24回日本腰痛学会で報告され、「山口県腰痛スタディ」といわれて腰痛診断のガイドラインにも反映されています。

それにしても、整形外科という専門領域において腰痛の８割が原因不明といわれ続けていたのは情けなく、診断能力の欠如、専門医の認識の甘さを意味していると言わざるを得ません。

腰痛のなかに埋もれている椎間板ヘルニア

腰痛を医者に訴えても真剣に取り合ってもらえず、年齢的なことや坐骨神経痛と診断されるなど、はっきりした原因が分からないままの状態で、痛み止めや湿布で対処されている人が多いように思われるとお話ししました。

しかし、このような人をＭＲＩで撮ってみると、ほとんどの場合で腰の椎間板ヘルニア（腰椎椎間板ヘルニア）が見つかっているのです。

腰椎椎間板ヘルニアというと、高齢者が発症する病気だと思われるかもしれませんが、実際には働き盛りの40～50代にピークがあり、男性には女性の約2倍の頻度で見られる病気なのです。

だからこそ腰痛の患者さんに対し、椎間板ヘルニアを疑って検査をする必要があるのですが、そこまで親身になってくれる医者は少ないように感じてなりません。

スマホの使い過ぎで頸椎椎間板ヘルニアの若者が急増

椎間板ヘルニアというと、以前は圧倒的に腰に多い症状でしたが、ここ数年は若者を中心に首の椎間板ヘルニア患者が増えています。その原因は、スマートフォンの使い過ぎにあると考えられています。スマートフォンを見るときは、長い時間深くうつむく姿勢を取るようになるので首にかかる負担が大きくなり、利用頻度が高いほど首の椎間板ヘルニア（頸椎椎間板ヘルニア）になるリスクが高くなります。

現代はスマートフォン1台で、日常生活の大半のことは済ませられる便利な時代になりました。それだけに片時も手放せなくなり、浴室に持って入ったり、寝る際には枕元に置いていたりする若者が多いと聞き及んでいます。

その代償として頭痛、首・肩の凝りや痛み、眼精疲労、不眠、めまい、耳鳴りといったさまざまな身体の不調に悩まされている人が増えています。

数年前になりますが、新聞に「韓国 若者に首の異常急増」「スマートフォンやり過ぎ一因か」という見出しの記事が出ていました。小さな記事ではありましたが、専門医である私としては見過ごすわけにはいかず、いずれは日本も同じ状況になると危惧していました。それが、とうとう現実となってきたようです。

実際に、米国の研究でスマートフォンを使用する人は、使用しない人に比べて背中の上部、首の痛みを訴えることが多いことを、『The Spine Journal』誌に掲載の研究結果を引用してロイター通信社が報じていました（＊5）。

それによると、整形外科医のトッド・ランマン氏とジェイソン・クエラル氏が、若い患者さんのなかに背中に強い痛みを訴える人が増え、椎間板ヘルニアになる人が増えたことに気づき、レントゲン写真を分析した結果、これらの患者さんの首に普通では見られない湾曲があることを発見したというものでした。これは毎日数時間にわたって不自然な姿勢でスマートフォンを使用することから生じた、異常な湾曲だったとしています。

コロナ禍でますます増える椎間板ヘルニア予備軍

新型コロナウイルスの感染拡大により、テレワークなどの在宅勤務をする人が増えました。しかし、会社と違って自宅は仕事をする環境が整っていないため、無理な体勢で長時間パソコンに向かっていることで肩こり、首の痛み、眼精疲労、腰痛に悩まされている人が増加しています。この状態が続くと首や腰に負担がかかり、椎間板ヘルニアになるリスクが高まります。

コロナ禍で2020年4月に初めての「緊急事態宣言」が出されて以降、私のクリニックにも首痛や腰痛の相談が日に日に増えています。患者さんの話を聞いていると、急にテレワークになったことで自宅に仕事部屋を確保できず、リビングなど家族がいる場所で仕事をしたり、仕事用の机や椅子がないので、ローテーブルにパソコンを置いて床に直に座ったり、座椅子を使ったりして仕事をしているということでした。

　しかし、このような環境が身体へのストレスとなって徐々に蓄積していき、肩こりや首の痛み、腰痛を引き起こしていることが、産業医科大学と腰痛や肩こり対策のサービスを提供する株式会社バックテックの共同研究チームの調査によっても明らかにされたのです。特に腰痛は、テレワークを実施していない人の３倍にもなっていたといいます。

　患者さんの多くは、自宅での仕事は、オンとオフの切り替えが難しいと感じており、身体への負担が蓄積しやすい状況下での長時間に及ぶパソコン作業が、さらに首痛や腰痛のリスクを高めていると思われます。

COLUMN①

〝専門家〟という言葉にだまされてはいけない

2001年に発表された米国の論文により「腰痛の8割は原因が不明」という誤解が広まったと前述しました。原因は、整形外科の専門医ではなく、総合診療医の知識と調査データだけで論文が書かれたことにあったのですが、こうしたことはよくあるのです。

身近なところでは、新型コロナウイルスの感染拡大の状況がニュースになっているなか、感染症対策やウイルスの専門家がメディアに登場し、解説していました。ところが、ウイルスの専門家は研究者であって、患者さんを診ているわけではないので解剖学的には矛盾していたり、感染症対策の専門家は細菌などには詳しくてもウイルス学の知識が浅く理屈が合わなかったりと、本当の専門家からすると支離滅裂なことを言っていることがありました。

実をいうと、私はウイルス学を専門的に学んだ〝ウイルス博士〟でもあります。しかも救急医経験のある医者ですから人の身体にも精通しています。一時は、「テレビで専門の先生がこんなことを言っていたけれど、これってホント?」という問い合わせが、後を絶ちませんでした。これでは一般の人が混乱するのも無理はないと思ったものです。

こうしたことが、現在の私の専門分野である椎間板ヘルニアの最新治療にもあてはまるのです。専門医であっても、その治療法を習得し、使ってみなければ本当に正しいか、その真価は分かりません。医療においては特に検証が重要であり、知識だけではなく経験と技術も兼ね備えて初めて「専門家」といえるのではないかと私は考えています。

しかしながら、椎間板ヘルニアのレーザー治療に関しても、治療経験がないのに意見したり解説をしたりする医者が多くいるのも、困ったものです。

第1章

敵の正体を知らなければ克服できない

――椎間板ヘルニアとはどんな病気なのか

正常な背骨はS字カーブを描いている

前からはまっすぐに見える背骨ですが、横から見ると緩やかなS字状のカーブを描いています。私たちが重い頭を支えながらバランスよく立てるのは、このS字カーブが背骨にかかる重力を分散させるサスペンションの役目をしているからです。運動の際は振動や衝撃を吸収しています。S字カーブが大きくなったり小さくなったりすると、首や腰を圧迫するようになります。

背骨は24個の骨で衝撃を分散している

背骨は、「脊椎」または「脊柱」ともいわれ、単なる骨の棒ではなく「椎骨」という24個の骨が積み重なってできています。上から7個は頸を形成する「頸椎」、次の12個は肋骨とつながる「胸椎」、下の5個は上体を支える「腰椎」、そして「仙骨」と「尾

図表1　脊柱の構造

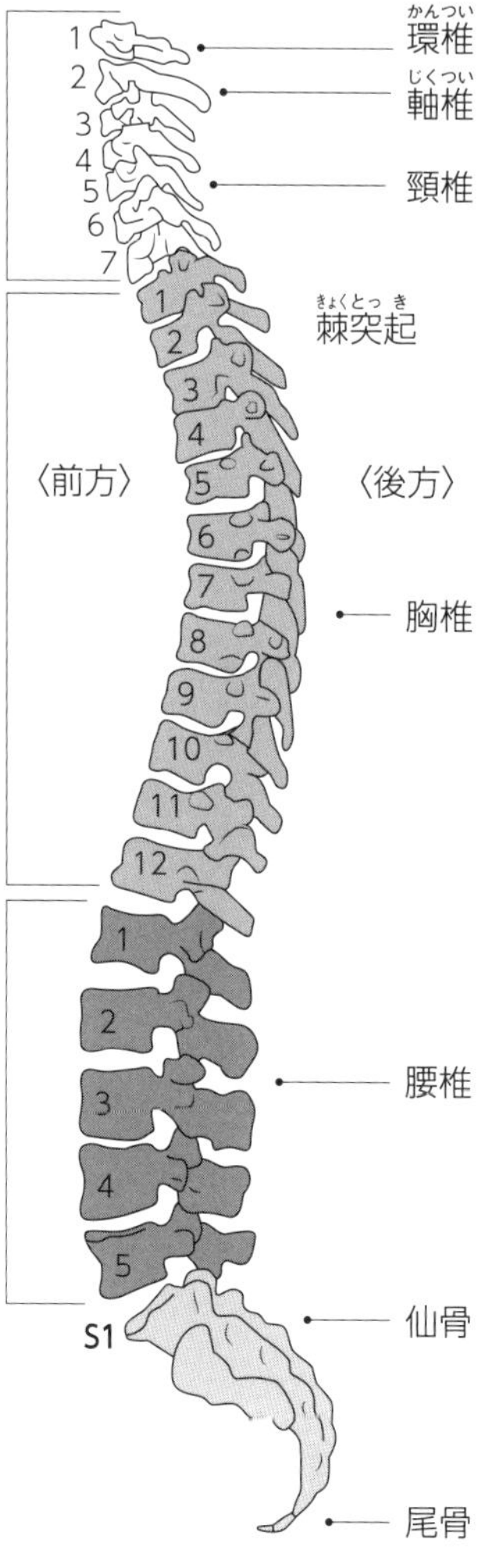
環椎《かんつい》
軸椎《じくつい》
頸椎
棘突《きょくとっ》起《き》
〈前方〉
〈後方〉
胸椎
腰椎
仙骨
尾骨
S1
1
2
3
4
5
6
7
8
9
10
11
12

図表2　正面から見た背骨と胸椎

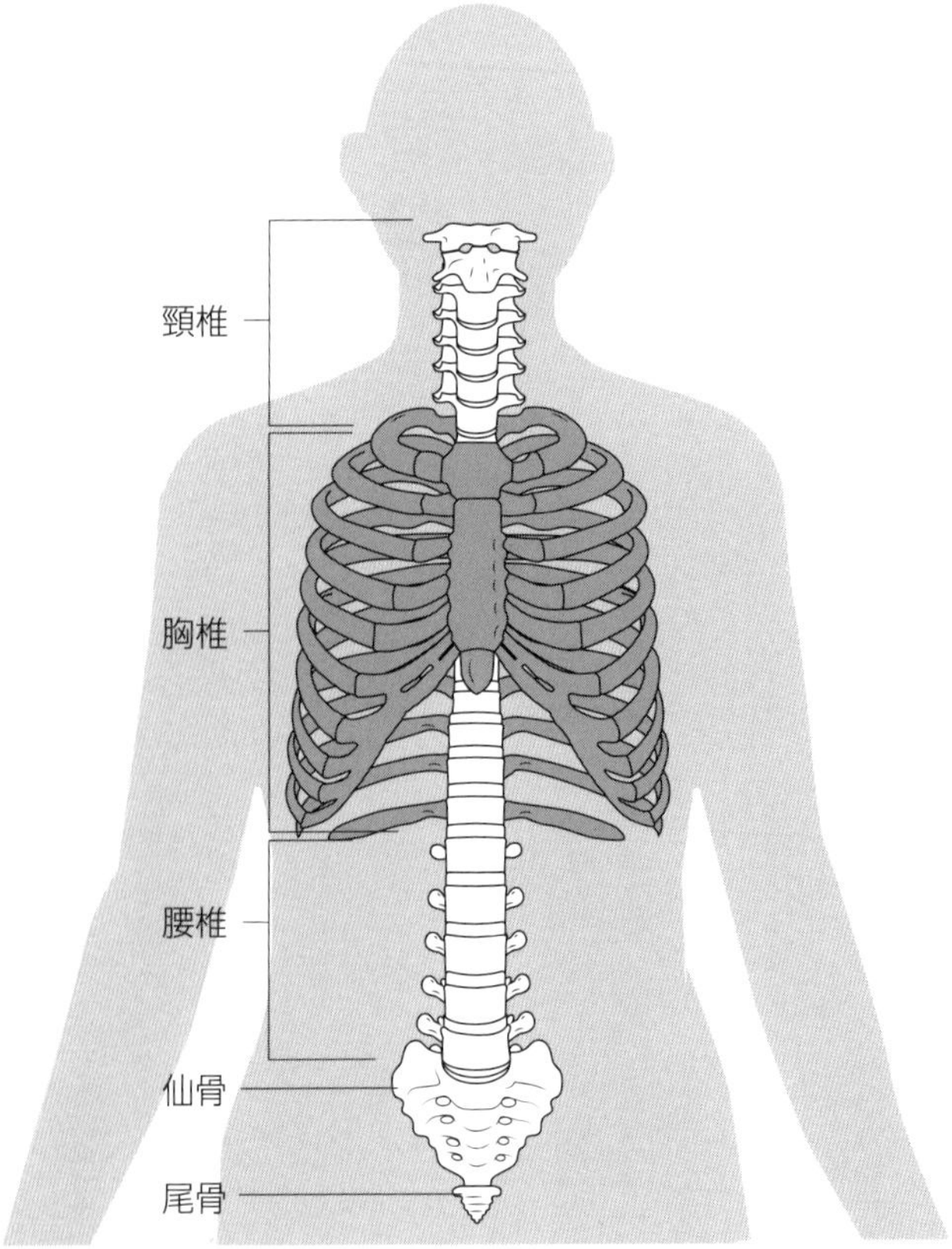

骨」で構成されています。

誕生時には仙骨が５個、尾骨が４～５個ありますが、成長とともにこれらは融合し、それぞれ１つずつになります。そして、椎骨と椎骨の間には、クッションの役割を果たしている「椎間板」というゼリー状の組織が挟まっています。この椎間板が飛び出してしまう病気が「椎間板ヘルニア」です。

こうして積み重なった椎骨や椎間板はバラバラにならないように、それぞれのつなぎ目を靭帯が固定し、その周りを筋肉が支えています。

このように椎骨と靭帯、筋肉が一体となって上体を前後左右に曲げたり伸ばしたり捻ったりして、背骨のしなやかな動きをサポートしています。

さて、頸椎や腰椎と違って胸椎には肋骨が付いており、胸部は鳥カゴのような骨組みをしています。これによって胸部の動きは制限されますが、頸椎と腰椎には制限する骨組みがありません。つまり、動きの制限がなく、よく動かせる部分なだけに首と腰は痛めやすいというわけです。

背骨には大事な器官が集まっている

椎骨は、前方に本体となる「椎体」があり、そこから後ろにアーチ型の「椎弓」という骨が付いています。個々の椎骨は、背骨のどこにあるかによって大きさと形が少しずつ異なります。椎骨と椎弓の間には穴（椎孔）があいており、この穴が上下につらなってできるのが脊柱管で、中には大事な脊髄が通っています。そして、脊柱の横にあいた穴（椎間孔）の中を通っているのが神経です。椎間板ヘルニアや脊柱管狭窄症などで腰痛が現れるのは、この神経に触れてしまうからなのです。

そもそも腰痛という病気はない

「私は腰痛もちだから」とか「腰痛を治したい」などと、多くの人が当たり前に使っている「腰痛」という言葉ですが、実は医学的には腰痛という病名は存在しません。文字どおり〝腰が痛い〟という症状を表した言葉なのです。したがって、原因がなんであれ腰が痛ければ腰痛というわけです。

腰痛で整形外科を受診し、レントゲンやＭＲＩを撮っても異常が認められないときは、多くの場合「腰痛症」と診断されます。

一般には腰痛イコール腰痛症と思われていますが、腰痛症には定義があり「原因となる病変が認められない下肢の痛みなどの神経症状を伴わない腰痛」を指しています。つまり、前章で述べた非特異的腰痛がこれに当たり、主に慢性の腰痛であるにもかかわらず病名が付けられなくて困ったときに、医者が付ける便利な病名が腰痛症なのです。

腰痛症の症状は人それぞれで、刺すような鋭い痛み、鈍い痛み、響くような痛みと、感じ方は異なります。これは腰痛症の定義が広い範囲に及ぶせいで、一般には腰痛との区別がつきにくく、両者は同じ意味であるという印象を与えています。

いずれの場合も腰痛の原因がはっきりすれば、椎間板ヘルニアとか脊柱管狭窄症とか、きちんとした病名が付けられます。大事なことは「腰痛症です」と言われて納得するのではなく、何が原因で腰痛が出ているのか、それをはっきりさせることなのです。

腰痛の主な原因は3種類

一口に「腰痛」といっても原因はさまざまです。分類の仕方もいろいろありますが、私は患者さんの治療を通じて次の3種類の分け方をしています。

❶腰にかかる過度の負担が原因の腰痛

これは、医学的に病名が付かないことが原因の腰痛で、主に過度な負担が腰にかかることで起こります。筋肉痛や腰を捻ったことで生じるケースが多く、ひどいときには肉離れになることもありますが、病院で検査をしても本当の原因を見つけてくれないことがあります。しかし、安静にしていれば必ず治るタイプの腰痛です。

ただし、いつまで経っても痛みが治まらない場合は、❸の可能性があります。

❷腰以外に原因がある腰痛

これは、内臓疾患や婦人科系疾患、がんなど腰以外のところに原因となる病気があるタイプです。この腰痛は、腰を使って運動することがなく、また強いストレスをかけなくても痛みが現れます。当然、ほかに原因があるので整形外科に通っても良くなりません。

また、「病は気から」といいますが、精神的要因でも腰痛は起こります。ストレスからくる心身症、うつ状態、ヒステリーなどで腰痛を起こすことは意外と知られていません。この場合は、痛みの大きさや痛む場所が移動するのが特徴です。

❸腰そのものの異常による腰痛

多くの腰痛はこのタイプで、骨盤や筋肉、腰椎の異常によって起こっています。腰椎などの骨に異常がある場合はレントゲンを、椎間板の異常の場合はＭＲＩを撮れば分かります。ほかにも、脊柱管に造影剤を入れてレントゲンを撮ることもあります。

主な疾患として挙げられるのは、腰椎椎間板ヘルニア、腰部脊柱管狭窄症、腰椎分離症などです。

椎間板ヘルニアとは

椎間板ヘルニアは、腰痛を引き起こす原因疾患のなかでも発生頻度が高いものの一つです。「ヘルニア」とは、正常な組織が本来あるべき部位から飛び出てくることをいい、椎間板ヘルニアでは、椎間板（軟骨）が神経に向かって出ることで症状が現れます。

椎間板は饅頭のような2層構造をしており、あんこにあたる中心部には水分を多く含んだゼリー状の「髄核」があり、その周りを皮にあたる丈夫な「線維輪」という組織が取り囲んでいます。椎間板は非常に弾力がある組織ですが、柔軟性を失ったり強い圧力ががかかったりすると線維輪に亀裂が生じ、中にある髄核が押し出されてしまいます。これが周囲の神経を刺激して痛みやしびれを引き起こしています。

この状態を放っておくと髄核の脱出がどんどん進行するため、痛みやしびれも強くなってきます。

身体を動かすときには必ず背骨や腰を使うので、椎間板は普段から酷使されています。そのため、消耗が激しく、ほかの組織よりも衰えるのが早いといわれており、髄核は20

図表3　椎骨の構造

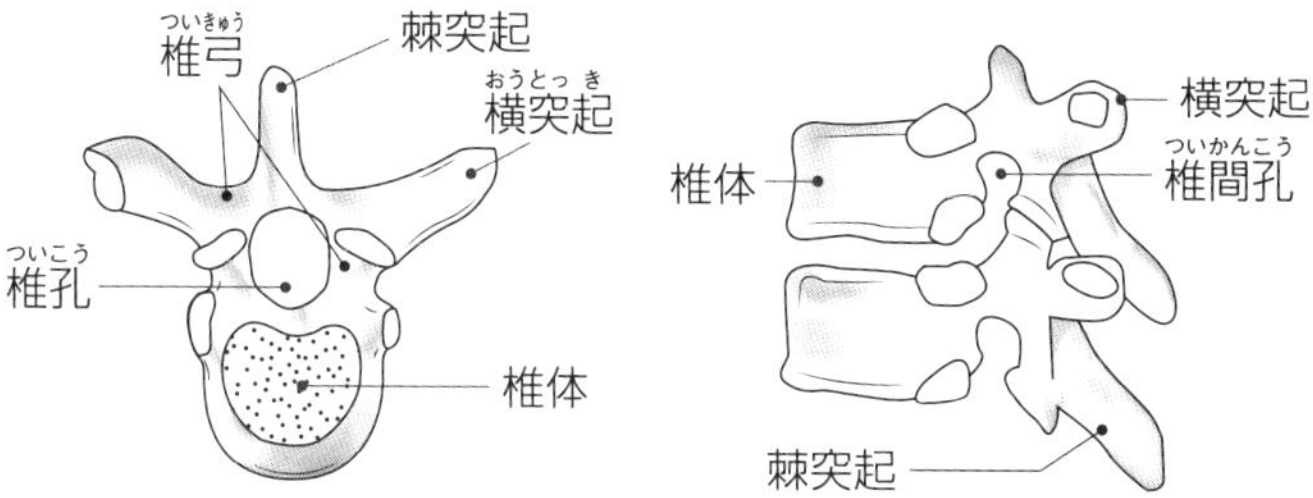

上から見た図　　横から見た図

図表4　椎間板の構造

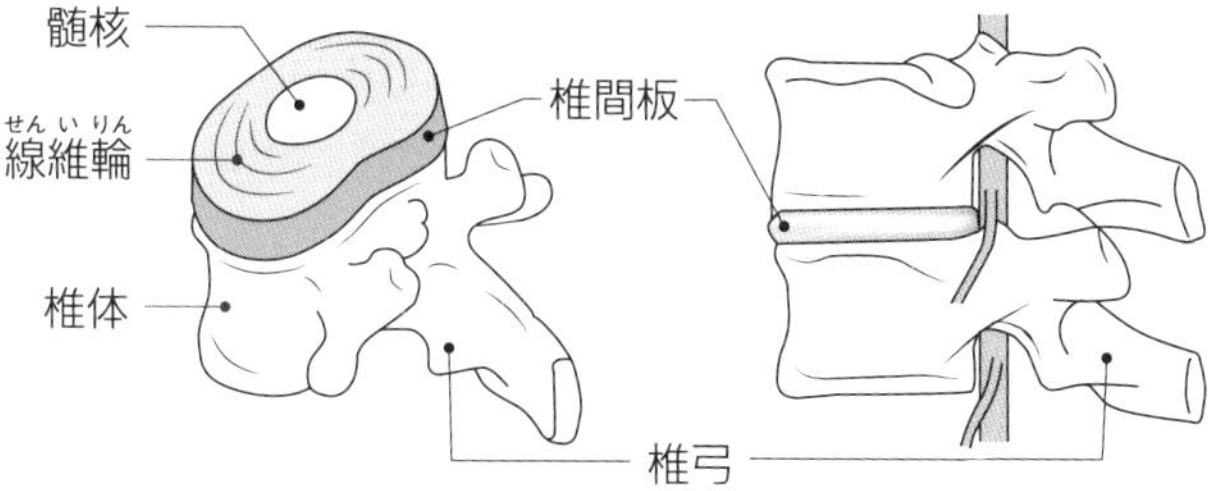

上から見た図　　横から見た図

代から、線維輪は30代から老化が始まるとされています。

その理由は、若いと髄核に弾力があるだけに、線維輪に亀裂が生じたときには弾みで髄核が飛び出しやすいからなのです。

高齢者の方の椎間板ヘルニアは、20～40代のときに発見されていなかったヘルニアが、放置されて悪化し、あとになって発見されるパターンが多いです。椎間板ヘルニアがあっても、ざっくりと脊柱管狭窄症という病名がつくことも多いのです。

特にヘルニアが起こりやすい場所は、頸椎では5番目と6番目の間、腰椎では４番目と5番目の間、あるいは5番目と仙骨の間にある椎間板です。

頸椎や腰椎には肋骨が付いていないので、制限されることなく動かすことができます。しかし、胸椎には肋骨が付いているので、あまり動かすことができません。ですから負荷も少ないはずですが、直立二足歩行をしている以上、胸椎にも重力がかかっているため、胸椎椎間板ヘルニアを起こすことがあるのです。

頸椎や腰椎の椎間板ヘルニアに比べて胸椎椎間板ヘルニアは、年間１００万人に１人が発症する程度のまれな病気です。そのため、一般にはほとんど知られていないこともあり、肩甲骨の痛みや背中のしびれといった症状が現れていても、首や腰の病気、あるいは背中や腰の捻挫と思われがちです。

病院へ行ったとしても医者でさえ気づけないことが多く、胸椎椎間板ヘルニアとは診断されないケースが少なくありません。胸痛や腹痛がある場合は、循環器疾患や消化器疾患と誤診されることもあります。

胸椎椎間板ヘルニアになりやすい場所は、胸椎の1番目と12番目。つまり、7番目の頸椎との境目と、1番目の腰椎との境目に当たる場所です。この2カ所は頸椎や腰椎の動きに影響を受けやすいことから、負担がかかると思われます。

椎間板ヘルニアの分類

一口に「椎間板ヘルニア」といっても髄核の飛び出し方は人によって異なり、大きく2種類のタイプに分けられます。1つは、髄核が端っこに寄っているだけで椎間板からは出ていない状態の「膨隆型」。もう1つは、髄核が椎間板を突き破って外に出てしまっている状態の「脱出型」。時には髄核が切れて椎間板から離れてしまうケースもあります。

膨隆型と脱出型を比べてみると、一般には膨隆型のほうが椎間板にとどまっている分、ヘルニアの状態は軽いという印象を受けるでしょう。

ところが、脱出型は足がしびれたり強い痛みに襲われたりと症状こそ強いものの、3カ月ほどで痛みから解放される場合があります。これは飛び出した髄核に神経が当たらない場合があるからです。これを自然治癒と誤解されるケースが、患者側でも医者側でもあるのです。

これに対して膨隆型は、症状こそ軽症の場合が多いのですが、次第に痛みが大きくなるうえに治療しにくく、脱出型より治療が厄介なヘルニアといえます。

さらに、腰椎椎間板ヘルニアの膨隆型の場合は、外側と内側のどちらから神経根が圧迫されるかによって身体の傾きに違いが出てきます。神経根の外側が圧迫されると、身体は痛みのあるほうとは逆側に傾きます。これに対して神経根の内側が圧迫されると、身体は痛む側へと傾きます。

椎間板ヘルニアは遺伝する

椎間板を含む骨格の大きさや形、位置には、遺伝子情報が大きく関係しています。骨格の形成には、先天的な遺伝的要因と後天的な環境的要因の両方が作用していますが、生まれつき椎間板が弱かったり、狭かったりといった遺伝的特徴がある場合は、発症しやすくなります。実際に、椎間板ヘルニアの手術をした人の約3割が家族に椎間板ヘルニアの人がいました。ただし、医学的には、遺伝する病気のカテゴリーには入っていません。

どうして椎間板ヘルニアになるのか

椎間板ヘルニアは、身体の重みを支えている椎間板が負荷を受けて変性することで起こります。椎間板が変性する原因はさまざまですが、大きな要因としては加齢、生活習慣などの環境的要因、また遺伝的要因のほか、喫煙などが挙げられます。

❶環境的要因（姿勢・動作）、加齢

日常の姿勢や動作によって椎間板が変性してしまう場合があります。特に、日常的に負荷がかかっている首や腰の椎間板がダメージを受けています。

例えば、長時間のデスクワーク、重い荷物を運ぶ作業、中腰で行う作業などは腰や首にとって負担になります。そのなかでもかがんで物を持つという動作、長時間の車の運転は、腰の椎間板に非常に強い負荷がかかります。

それに加齢が加わることで椎間板の変性や劣化を早めてしまいます。

20歳を過ぎると椎間板の髄核に含まれる水分量はだんだんと減っていきます。年齢を重ねることによって髄核の水分量が減少し、椎間板の弾力も失われ、クッションの役割を果たせなくなります。これによって椎間板が変性し、椎骨同士がぶつかり合うようになり、かみ合わなくなったりします。その結果、椎骨が変形したり、関節がすり減ったり、髄核が飛び出したりします。

また、肥満による体重の増加も椎間板が潰れたり変性しやすくなったりするので、これらの複合的な要因の可能性があると考えられています。

❷遺伝的要因（体質、骨の形）

両親に椎間板ヘルニアになりやすい骨格が見られる場合には、その骨格の特徴が遺伝して、子どもが椎間板ヘルニアを発症する可能性も高くなると考えられています。

実際に、腰椎椎間板ヘルニア診療ガイドラインによると、21歳以下の腰椎椎間板ヘルニアの患者群63例と対照群を比較した結果、手術を施した人たちの32％は家族に椎間板ヘルニアがあったことが判明しています。対照群では7％でした。手術群は約5倍の頻度で、家族性の要素をもつ傾向があることも分かりました。

ただし、椎間板ヘルニアになりやすい遺伝的特徴をもっているからといって、必ずしもその子どもが椎間板ヘルニアを発症するというわけではありません。

❸喫煙による骨の成長阻害

喫煙によるニコチンの摂取は、体内のさまざまな細胞や組織を傷める原因になります。

椎間板には血管が通っていないため、周囲組織の毛細血管から染み出す血液をスポンジのように吸収してそれを栄養源とし、そのクッション性と働きを維持しています。

しかし、ニコチンの作用で毛細血管が収縮するようになると、骨や筋肉だけではなく、椎間板にも十分な栄養が行き届かず、薄くなってクッション性が失われて椎間板は変性していきます。その結果、椎間板ヘルニアを発症しやすくなるのです。

なお、タバコによる椎間板ヘルニアの発症リスクの上昇は、受動喫煙でも同様だといわれています。たとえ自分は吸わなくても、同じ空間で過ごす家族や同僚に喫煙者がいる場合には、椎間板ヘルニアを発症しやすくなるので注意が必要です。

頸椎椎間板の仕組み

椎骨は基本的にどの部分もほぼ同じ形ですが、第1頸椎と第2頸椎だけは特殊な形をしています。第1頸椎は指輪のような形をしていて、そのリングの穴に第2頸椎から上に突き出した突起がはまって頭蓋骨の窪みに収まり、クルクル回るようになっています。ちょうど軸を中心に車輪が回る仕組みです。

そこで、第１頸椎は「環椎」、英語では「アトラス」と呼ばれています。アトラスとは、天体を担ぎ上げているとされるギリシャ神話に出てくる神様の名前ですが、天体ならぬ重い頭を支えていることから名づけられたといわれています。第２頸椎は「軸椎」、英語では軸を意味する「アクシス」と呼ばれています。この第１頸椎と第２頸椎の部分を「環軸関節」といいます。

このように特殊な構造だからこそ、私たちは上下左右と自由に頭を動かすことができるのです。しかし、自由自在に動かせるだけに、環軸関節はバランスを崩しやすいのが弱点です。これが全身に影響を及ぼすこととなっています。

頸椎椎間板ヘルニアとは（箇所と症状）

神経根は頸椎に沿って頭部から伸び、椎骨の間から枝分かれして腕を通って指先まで届いており、５つの頸神経はそれぞれ５本の指につながっています。例えば、一番上の椎間板がヘルニアを起こして神経を圧迫すると、親指にしびれや痛みが現れるという具合です。また、症状は初期・中期・後期の3段階に分けられます。

初期

後頭部から背中・胸の前方にかけて、痛みや凝り、だるさといった違和感を覚えますが、疲れが溜まっていると勘違いし、ほとんどの人が気づきません。そのうちに症状が進行し、腕や手の痛み・しびれ・握力低下・背中に痛みが走るようになります。特に首は、後ろに伸ばしただけで激痛を感じることもあります。

中期

頭や足といった首から離れた場所に症状が出現します。頸部の後ろから後頭部・側頭部にかけて痛みが走り、目の奥が痛くなったり、充血しやすくなったりします。骨が変形することで脳への血流が悪くなり、めまい・ふらつき・耳鳴り・吐き気が生じるのです。この状態が続くと、血管が圧迫されていることで動脈硬化を招く恐れがあります。

後期

頸部脊椎が圧迫されると、上半身と下半身に神経障害が現れます。初期に見られた手のしびれがひどくなり、手足の痛み・歩行障害・筋萎縮・筋力低下といったさまざまな症状が発生し、日常生活に支障をきたすようになります。さらに、ヘルニアが大きくなると、排便・排尿が困難になるケースもあります。

頭痛、めまい、耳鳴りの多くは脳や耳に異常がある場合に生じますが、前述のように頸椎椎間板ヘルニアが進行したときにも現れる症状の一つなのです。しかし、これらの症状が首の椎間板ヘルニアからきているとは、通常は思いもしません。そのため、発見が遅れたり、間違った対処を講じたりして悪化させるケースも少なくありません。

首が弱点であることは先に述べましたが、人体のなかでも首ほど無防備な場所はありません。例えば、脳は頭蓋骨で、心臓や肺は肋骨や筋肉で覆われています。肝臓や腸には骨こそありませんが、腹筋や脂肪で厚く覆われていますし、お尻や足もたくさんの丈夫な筋肉で守られています。

これらに対して首は、頭と身体をつなぐ場所であり、人体の機能を司る重要な器官が軒並み通っているにもかかわらず、骨も筋肉もほとんどありません。皮膚のすぐ下には頸動脈という太い血管が走っていて、頸静脈以外の「血管」や吸い込んだ空気を肺に送る「気管」、食物を胃に運ぶ「食道」、そして脳の指令を全身に伝える数多くの神経が集まる「脊髄」が通っています。また、交感神経と関係の深い甲状腺ホルモンを分泌する「甲状腺」も首にあり、大事な器官の目白押しです。

さらに、頭部を支える背骨の一部である頸椎もありますが、首の太さ（首回り）は成人男性でもせいぜい36〜40センチメートル。断面の面積では腰の4分の1程度しかありません。このなかに、重要な器官が集まっているのですから、締め付けられただけで簡単に呼吸や血流が止まってしまうことは容易に想像がつくのではないでしょうか。ですから、多くの格闘技でも首への直接攻撃を禁じ手にしているのです。

頸椎椎間板ヘルニアは、頭部と身体をつなぐ神経根を直接刺激しますから、ひどい頭痛を引き起こすケースが少なくありません。また、首のわずかな筋肉が極度に緊張して自律神経の働きにも影響が及ぶことでめまいや耳鳴り、肩こりも生じます。

自律神経とは、24時間365日、寝ている間も休むことなく全身の働きをコントロールしており、自分の意思では調節できない神経のことをいいます。呼吸や心臓の拍動、血圧、体温、内臓の働きなどが自律神経によって調整されています。そのため、ひとたび自律神経に異常が生じると、頭痛、めまい、耳鳴り、疲労感、不眠症、イライラ、うつ病などの不調をきたします。

　このように頸椎椎間板ヘルニアでは、さまざまな症状が現れるため発症に気づきにくく、患者さんは頭痛外来や耳鼻科に行くなどして、的外れな治療を受けることになります。

頸椎椎間板ヘルニア以外の頸椎が関係する病気

　頸椎椎間板ヘルニアは脊髄に関わる代表的な病気ですが、そのほかにも症状が似ているものや、ヘルニアから進行するものなど、さまざまな病気があります。そこで「首」が原因で起こる病気をピックアップしました。

・肩関節周囲炎（五十肩）

「五十肩」という呼び名を聞いたことがあるかと思いますが、これは決して五十歳になってから発症するのではなく、五十歳に満たない年齢でも発症のリスクがあります。肩関節周囲炎の症状や検査方法、治療・予防方法について大まかにまとめましたので見てみましょう。

〈肩関節周囲炎の症状〉

肩関節周囲炎になると、肩を動かすときに痛みを感じるようになります。肩関節に炎症があると起こる症状で、肩関節を動かす役割を担っている「肩峰下滑液包」などの癒着が原因です。症状としては、

・髪や顔を触ろうとした際に肩に痛みが走る
・服を整えるときに肩に痛みが走る
・夜中に肩の痛みを感じ、眠れないことがある
・肩が思うように動かず、物が取れない

といったものが挙げられます。日常的に気づきやすい症状で、「エプロンの紐を結ぼうとしたら肩が痛くなった」「髪を結ぼうとしたら肩や首が痛くなった」と訴える人もいます。

肩の周囲に痛みが走る肩関節周囲炎は、「炎症期」「拘縮期」「回復期」の３つに分類されます。炎症期では痛みがとても強く、急激に痛みが走ることがあります。拘縮期では強い痛みが少し和らいできますが、肩の動きが悪くなり、動かそうとすると痛みを感じたり、思うように動かせなかったりすることがあります。回復期は肩の炎症が快方へ向かい、肩の動きが良くなる時期です。リハビリテーションを行うことで回復期へ向かいます。

〈肩関節周囲炎の検査・診断方法〉

肩関節周囲炎の診断は肩の可動範囲を診たり、肩の状態をＸ線（レントゲン）で撮影したりして判断します。場合によってはＭＲＩや超音波検査、関節造影検査を用いることもあり、入念な検査を行います。

肩関節の関節包や滑液包に炎症がないか確認し、上腕二頭筋の様子も併せてチェックしながら、肩関節周囲炎かどうかを見極めます。リハビリが考えられる場合は、理学療法士が状態をチェックすることもあります。

〈肩関節周囲炎の原因と対策〉

肩関節周囲炎が発症に至るまでのプロセスは、実は明確にされていません。主に「加齢」によって肩関節の周囲や首にある組織が炎症を起こしてしまうことが理由とされていますが、加齢ではなくても発症する人は少なくありません。そのため「私に限って」と油断するのは危険です。誰もが発症のリスクを抱えていると考えたほうがよいでしょう。

放っておいても自然に治るケースもありますが、症状が進行すれば日常生活を送るのに支障が出たりすることもあるため、早めに対処する必要があります。

〈肩関節周囲炎の治療方法〉

最もオーソドックスな肩関節周囲炎の改善方法は、リハビリです。メニューは患者さんの肩の痛みや姿勢、筋力の具合をしっかりチェックしながら決めていきます。

炎症期には肩周りの筋肉の硬さを防ぐため、療法士の立ち会いのもと、ストレッチや肩甲骨を広げる運動や自宅で行える運動も指導してもらえます。拘縮期には動作練習やトレーニングを、回復期には積極的な運動療法をして、肩周りの筋肉を強化したり、肩甲骨を安定させるためのトレーニングを行ったりします。

〈痛みが強ければ消炎鎮痛剤や三角巾の使用、手術を〉

肩関節周囲炎の痛みがあまりにひどい場合は、消炎鎮痛剤を内服して痛みを抑える治療を行います。また、三角巾やアームスリングなどで腕をつり、なるべく肩を動かさないように安静にすることもあります。

どうしても症状が改善しない場合は、最終的に関節鏡による手術を行うケースもあります。

〈運動や血流促進で予防できる〉

肩関節周囲炎が起きるのは、運動不足や肩の血流不全も影響しています。日頃から予防するには、首から肩にかけた部分を中心に、上半身の運動をすることが大切です。腕を振って歩いたり、上半身のストレッチをしたりしましょう。

また、入浴時には肩までお湯に浸かって血流を促し、普段から肩周りを冷やさないように肩掛けを使用するなど、日頃の生活習慣から徹底しましょう。

・胸郭出口症候群

斜角筋、鎖骨、第一肋骨、小胸筋などで構成される胸郭が狭くなり、鎖骨周辺にある腕神経叢《わんしんけいそう》という末梢神経や血管が圧迫されることで起こる病気です。なで肩の女性に多く発症し、腕を上げる動作をすると肩や腕に痛みが生じたり、上肢にしびれを感じたりします。

20～30代の女性での発症が多いのですが、男性でも発症する病気です。デスクワークばかりの人だけでなく、運動によって首回りの筋肉が発達している場合でも起き得るので要注意です。

〈胸郭出口症候群の症状〉

首や鎖骨のあたりには、大きな働きをしている血管や神経がたくさん密集しています。胸郭出口症候群になると、この密集している神経が骨や筋肉によって圧迫されてしまい、その神経から伸びている腕や手に次のような症状が現れます。

・チクチクとした痛みやしびれが首と肩に現れる

・手や指にしびれを感じる

・肩こりや首、肩甲骨のだるさを感じる
・冷えや動悸、発汗、気分の悪さを感じる

「手のしびれ」というと、脳の病気ではないかと心配する人が多くいますが、実際に脳に原因があるのではないかと誤診を受けるケースもあるようです。

痛みやしびれは、腕を高く上げる動作をしたときに感じることが多くあり、ほかにも、握力の低下や細かい作業のしにくさ、感覚が鈍くなる症状を覚える人もいます。

〈胸郭出口症候群の検査・診断方法〉

胸郭出口症候群かどうかを診断する際は、身体に触れてチェックします。肩を上げて脈を測ったり、しびれる側に頭を回して息を深く吸い込んだり、鎖骨のくぼみからしびれや痛みを感じるか調べるのが一般的です。

Ｘ線（レントゲン）検査や、肋鎖間隙撮影などで胸郭出口症候群の可能性がないかを診断することもあります。

〈胸郭出口症候群の原因と対策〉

胸郭出口症候群を発症しやすい人の特徴は、「なで肩」「デスクワークが多い」「筋肉質」「スポーツに熱心」です。デスクワークなどでいつも手を下ろしていると、神経の通り道が圧迫されて狭くなり、発症しやすくなります。

スポーツを趣味にしている人や筋肉質な人は、手や首をよく動かすことにより、筋肉で首回りの神経が圧迫され症状が出ます。治療方法として理学療法・運動・痛み止めを使いますが、症状が酷い場合には手術を行うこともあります。

〈症状が軽いなら生活習慣の改善を〉

症状が深刻化していない状態なら、肩や首回りにある筋肉を強化するため、運動訓練を行うことで症状の緩和を狙います。安静時には肩に負担のかからないように意識し、肩甲帯を拳上させるための装具を着けて生活することもあります。

消炎鎮痛剤や血流改善剤、ビタミンB_1を投与することで、症状を快方へ導く方法もあり、痛みの具合や患者さんのライフスタイルによって治療方法を決めていきます。

〈頸肋《けいろく》がある場合は切除手術を行う〉

　神経の通る道が頸肋（頸椎の一部）によって塞がれて狭くなっている場合は、手術でそれを切り取る方法もあります。ですが、本当に手術が必要なほど症状が深刻なのか、手術を行ううえでのリスクが完全にないのかを診断するのが難しいため、確証がない限りは手術にまで至りません。

〈肩や首に負担をかけない生活を心掛ける〉

　なで肩やデスクワークなど胸郭出口症候群になりやすい点に思い当たる場合は、日頃から肩に負担をかけないような生活を心掛けましょう。

　適度に休息を取り、マッサージをしたりストレッチをしたりして、血流を改善することも意識してください。重たい荷物は左右の手で交互に持ったり、荷物を減らしたりするなどの工夫も大切です。

・頸肩腕症候群

　パソコンの使用や事務仕事が多くなってきた現代において、症状を訴える人が急増している「頸肩腕症候群」。首や肩、腕から手にかけて痛みやしびれ、酷いだるさなどを感じる首由来の病気です。デスクワークを多くする人や、座って何かの手作業に没頭しやすい人は特に要注意です。頸肩腕症候群の症状や治療・検査方法についてご紹介します。

〈頸肩腕症候群の症状〉

首や肩、手、腕が「ちょっとだるいな」「なんだか重たいな」と感じることはありませんか？　それこそが頸肩腕症候群の症状で、よく肩こりや首こり、腱鞘炎と同一視されることもあります。これは長時間にわたってずっと同じ姿勢で同じ作業を繰り返すことにより、首をはじめとする肩・腕の筋肉がこってしまうために惹起されます。

・首や肩が疲れやすい
・倦怠感が取れず、ずっと続く
・筋力が弱まり、上手く力が入らない
・首や肩が痛い

また、頸肩腕症候群が悪化すると、

・寝つきが悪くなる
・食欲が低下する
・憂うつな気分になる
・イライラしやすくなる

といった自律神経の不調による症状も出てしまうので要注意といえます。

〈頸肩腕症候群の検査・診断方法〉

抱えている肩の痛みとライフスタイルを照らし合わせながら、頸肩腕症候群かどうかを見定めます。ＭＲＩやレントゲンを使った検査ではうまく診断・判別ができないため、自覚症状や神経学的な所見から注意深く症状を見た結果、頸肩腕症候群を疑うといった検査・診断方法が主です。

なかなか「これ」と決め手になるようなポイントがないため、時には肩こりや首こり、腱鞘炎といった誤診を受ける可能性もあります。そのため、頸肩腕症候群の症状に心当たりがあって受診を考えている人は、セカンドオピニオンを受けるのもお勧めです。

〈頸肩腕症候群の原因と対策・治療方法〉

最初に考えられる原因は、長時間にわたる手を使った作業です。ずっと同じ姿勢で手を使い続けると頸肩腕症候群の症状に悩まされるため、改善するにはこれらの原因を解消していくのが一番です。

頸肩腕症候群はかつて「女性に多い」とされてきた病気ですが、これはタイピングや事務仕事、子どもの育児など、かつて女性が請け負うことの多かった作業が由来しているからです。現代でも女性に現れやすい病気ではありますが、男性にも発症のリスクは十分にあります。

〈手を使う作業を控える〉

手を使う作業を繰り返すと、首から肩に負担がかかります。頸肩腕症候群の症状が現れたら、できるだけ手を使う作業は控えましょう。頻度を減らすか、作業をするにしてもこまめに休憩を取り、手を休める必要があります。適度に疲れを癒やし、疲労や負担を与えないように気を付けていれば、自然と痛みは軽減されていくはずです。

間違っても、今以上に作業を増やすことはしないでください。作業を休む間は心も身体もしっかり休養を取ってよく眠り、規則正しい生活を送り、ストレスの解消にも努めてください。

〈運動やストレッチを習慣づける〉

意外に思うかもしれませんが、疲れた筋肉を動かすことは治療方法として有効的です。頸肩腕症候群は筋肉の硬直やこり、疲労の蓄積で発症する病気の一つなので、運動によって、緊張をほぐしてあげることで治療効果が期待できます。血流を促進できれば、筋肉疲労も緩和されていくでしょう。

初めは近所の散歩程度からで構わないので、ウォーキングやジョギングを習慣づけてみましょう。屈伸や前屈といったストレッチで筋肉を柔らかくほぐすのも効果的です。学生時代にやった準備運動などを思い出しながら、軽く取り入れてみてください。

〈理学療法や物理療法による疲れの除去〉

あまりに痛みが酷くてうまく改善できそうもない場合は、病院へ行きましょう。専門家による理学療法や物理療法は、症状の緩和につながります。マイクロ赤外線や電気治療によって、こりや痛みを緩和し血流を促す方法やマッサージをして身体のこりをほぐし、筋肉を緊張から解き放つといった方法もあります。

温熱療法として、お風呂にゆっくり浸かることも推奨されています。お風呂の中でゆっくり身体をマッサージしたり、軽いストレッチをしたりして、身体を温めつつ筋肉をほぐす習慣をつけると、頸肩腕症候群の予防や緩和につながります。

・インピンジメント症候群

インピンジメントとは〝衝突・挟み込み〟を意味します。肩を上げる動作をするときに、痛みや引っかかりを感じる病気です。肩関節で腱板の一部や滑液包などが挟み込まれることが原因で、日常で肩を酷使する仕事やスポーツ選手に多く発症します。

・変形性頸椎症

頸椎の椎間板が老化や疲労により変形して周囲に骨棘《こつきょく》ができ、上下の椎骨の突出を伴うことで首の疲れや肩こりといった症状が起きる病気です。加齢による頸椎の変形は珍しくなく無症状の方も多いですが、神経圧迫があると腕や足にも症状が現れます。

・頸部脊柱管狭窄症

頸部の脊柱管が狭くなることで、中を通っている脊髄が圧迫を受け肩こりや手のしびれ、痛みなどの症状が出る病気です。加齢により頸椎が変化して神経を圧迫することで発症しますが、原因が椎間板ヘルニアという場合もあります。

・頸椎すべり症

椎骨のどれかの並びが前後左右にずれることにより、首の痛みや手や腕のしびれといった症状が出る病気です。頸部脊柱管狭窄症や椎間板ヘルニアを併発している場合もあります。

ぎっくり腰ならぬ〝ぎっくり首〟もある

「ぎっくり首」とはまさに、ぎっくり腰の首バージョンといえるもので、整形外科に行くと「急性頸椎捻挫症」と診断されます。つまり、首の捻挫です。首を回したときや前屈みの姿勢から身体を起こそうとしたとき、また思いっきりクシャミをしたときなど、ちょっとした動作がきっかけで急に起こりますが、なかには頸椎椎間板ヘルニアを発症している場合もあるので、長引いているときは注意が必要です。

首の捻挫というと、車の追突事故などで起こる「むち打ち症」が代表的です。しかし、ぎっくり首の場合は、いくつかの要因が蓄積して発症するもので、首に炎症が起きて痛みや腫れが出てくるのが特徴です。

また、ぎっくり首はよく「寝違え」と間違われることがあります。両者の違いとして、朝起きたときと同じ姿勢を取ると痛みを感じるのが寝違え、些細な動きから激痛に襲われ、首を動かせないなどの症状に見舞われるのがぎっくり首です。

原因は、猫背や反り腰など姿勢の悪さ、長時間のデスクワーク、スマートフォンの見過ぎ、ストレートネック、慢性的な肩こり、運動不足などが挙げられます。

これらの原因から分かるように、まさにぎっくり腰と同様に患部の周囲の筋肉が異常な硬直状態になることで発症します。頸椎・腰椎ともに生理的湾曲が失われ、激しい痛みを伴います。単なる寝違えと思っていても、何度も繰り返し起こる場合は、頸椎椎間板ヘルニアの可能性もあるため、早めに受診したほうがよいでしょう。

腰椎椎間板ヘルニアとは（箇所と症状）

坐骨神経痛とみられる症状のなかに、坐骨神経が圧迫や刺激を受けて現れたもので、その原因が腰の椎間板ヘルニアであるケースが多くみられます。ぎっくり腰や骨《こつ》粗《そ》鬆《しょう》症、脊椎分離症・脊椎すべり症と診断された人のなかにも、詳しく調べると腰椎椎間板ヘルニアが判明する方がいます。痛みだけではなく、足のしびれやだるさといった症状も腰椎椎間板ヘルニアの特徴です。

腰椎や椎間板が傷むと腰痛だけではなく、お尻や足が痛んだりしびれたりしてきます。

これは、腰椎や椎間板の後ろにぴったりと寄り添うように神経が通っているからです。脊柱管の中には大事な脊髄がありますが、腰部では脊髄から神経細胞がなくなって神経線維の集まりである「馬尾神経」となります。ここから、それぞれに枝分かれした神経の束を「神経根」といいます。神経根は上下の椎骨の間でつくられる「椎間孔」という穴から脊柱管の外へ出て、「坐骨神経」や「大腿神経」となります。

このように、人間の背骨（脊柱）は、たくさんの神経を包み入れて保護する役目を果たしているので、お尻や足につながっている神経に触ったり圧迫されたりすると、たちまち神経痛や神経麻痺が生じることとなります。

腰椎椎間板ヘルニアの症状に影響する神経には、馬尾型と神経根型の２タイプがあり、馬尾型のほうが危険度は高いといえます。

神経根型は、脊柱管を縦に通っている神経から枝分かれして左右の横方向へ伸びる神経の根元部分である神経根が圧迫されているタイプを指します。神経根型は腰痛や片足の痛みなどが起こりますが、危険度はそれほど高くありません。

これに対して馬尾型は、脊柱管を縦に通っている神経の束で、お尻や足全体へと伸びる神経とつながっています。そのため、馬尾神経が圧迫されると両足や膀胱、直腸にさまざまな症状が現れ、危険度も高くなります。

５つの椎骨からなる腰椎は、上から第１腰椎、第２腰椎、第３腰椎、第４腰椎、第５腰椎といい、腰椎の間の椎間板は英語でＬＵＭＢＡＲというので、その頭文字を取って第１腰椎と第２腰椎の間ならＬ１／２、第３腰椎と第４腰椎の間ならＬ３／４と呼ばれています。そして、第５腰椎と仙骨の間にある椎間板はＬ５／Ｓと呼ばれます。

これらの部位によって、次のような症状が現れやすいので参考にするとよいでしょう。

・第１腰椎と第２腰椎の間の椎間板ヘルニア（Ｌ１／２）

多くの場合で腰の上あたりに痛みが現れます。

・第２腰椎と第３腰椎の間の椎間板ヘルニア（Ｌ２／３）

足の付け根や鼠径《そけい》部が痛んだり、だるくなったり、時にはしびれたりします。

・第３腰椎と第４腰椎の間の椎間板ヘルニア（Ｌ３／４）

太ももの前の部分が痛んだり、だるくなったり、時にはしびれたりします。

図表5　椎間板ヘルニアの痛み部位

●L4/5の椎間板ヘルニアの痛み部位

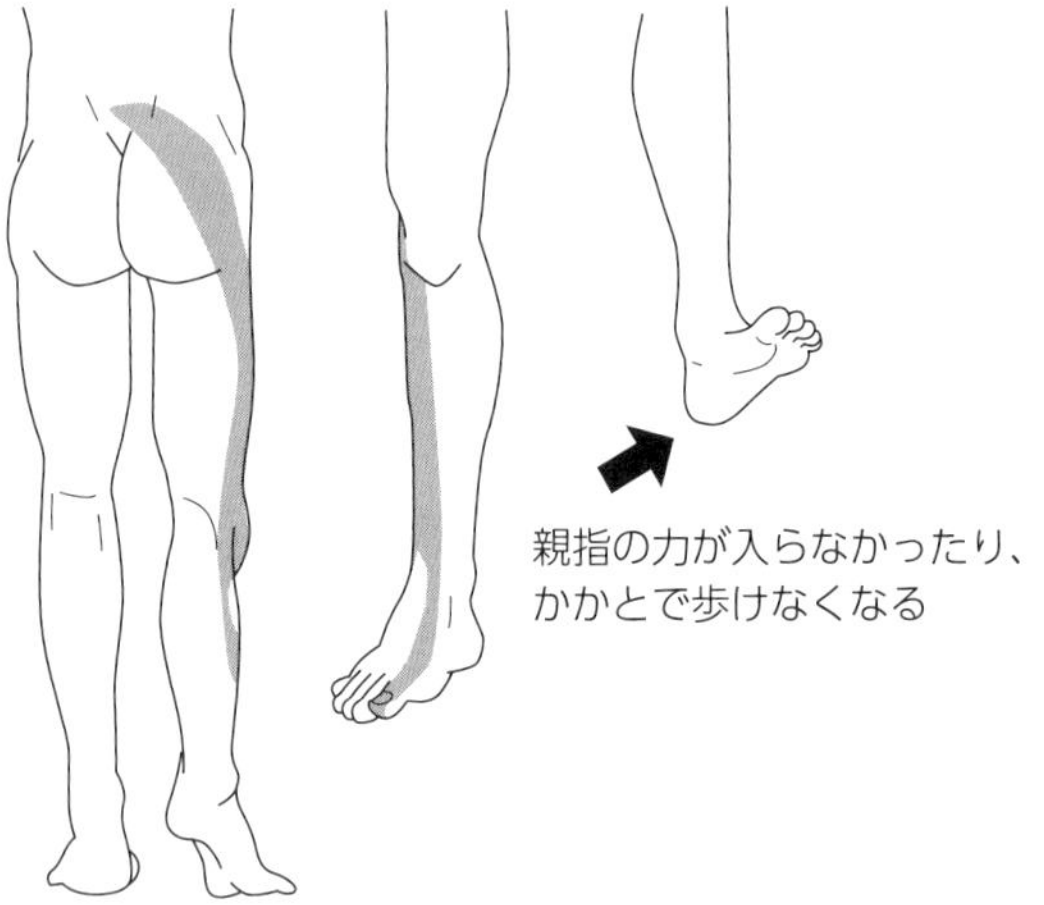

●L5/Sの椎間板ヘルニアの痛み部位

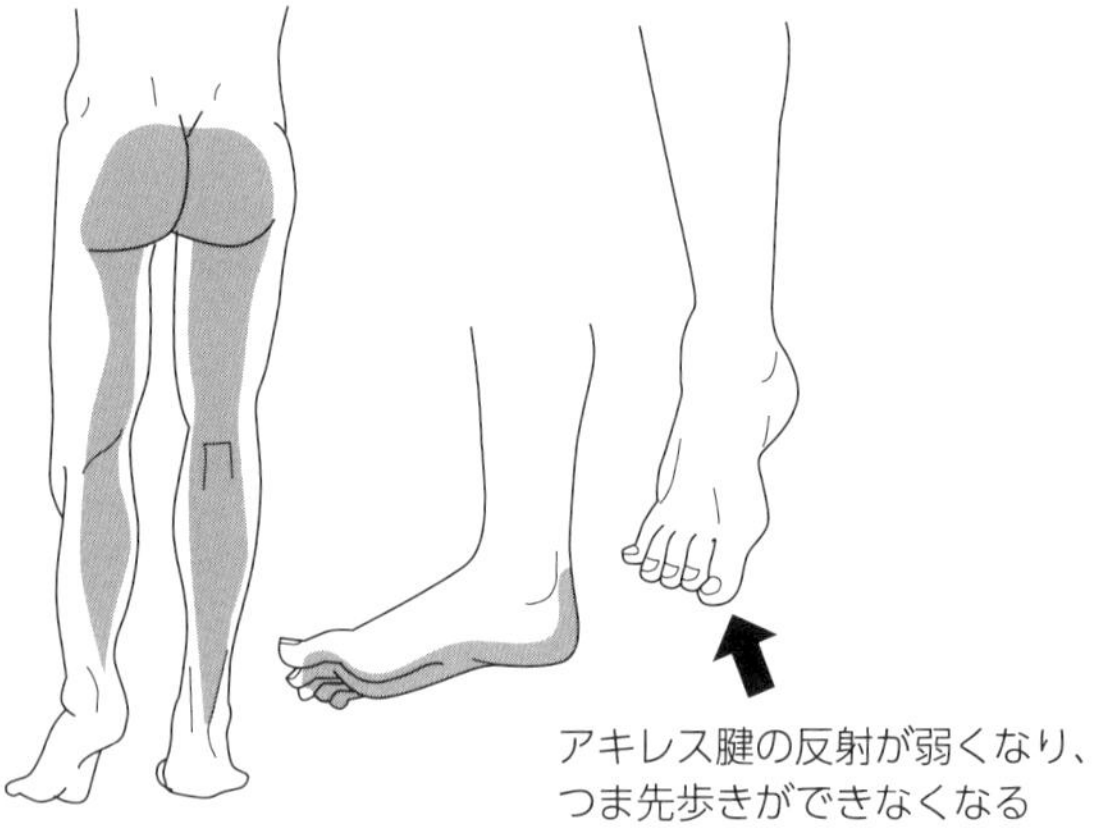

・第４腰椎と第５腰椎の間の椎間板ヘルニア（Ｌ４／５）

腰を曲げるときは、この部分に圧力がかかりやすいため、腰痛で圧倒的に多いところです。お尻から太ももの横、膝の下、外側のスネや足の親指が痛んだりしびれたりします。

・第５腰椎と仙骨の間の椎間板ヘルニア（Ｌ５／Ｓ）

お尻の真ん中、太ももの裏、ふくらはぎ、かかとから足の裏、足の小指がしびれたり痛んだりします。アキレス腱の反射が弱くなり、つま先で歩くことができなくなります。ただし、腰椎椎間板ヘルニアであっても、足の症状が出ない人もいます。また、進行具合によっても症状が変化します。

腰椎椎間板ヘルニアのセルフチェック

腰椎椎間板ヘルニアのセルフチェックとして代表的なのは「下肢伸展挙上テスト」という方法です。名称こそ難しいですが、要は「足が上がるかどうか」を見るテストです。

①仰向けに寝た状態で、手は自然にお尻の横に置きます。
②膝を伸ばしたまま片足を上げます。

健康な人なら70度以上は足が上がります。しかし、腰椎椎間板ヘルニアの人は20～30度上げただけで痛みが出て、それ以上は足を上げることができません。

ただし、あくまで目安であって確定診断ではありません。腰痛もちの人でも足が90度上がり、検査をしてみると腰椎椎間板ヘルニアと診断されるケースがあるため、最終的にはＭＲＩでの画像診断が必要となります。

腰部脊柱管狭窄症と腰椎椎間板ヘルニアの違い

腰部脊柱管狭窄症と腰椎椎間板ヘルニアは、腰痛の「2大疾患」といわれますが、原因や症状が似ていることもあり、一般には違いが分かりづらい病気です。

腰部脊柱管狭窄症の場合は、腰痛はそれほど強くなく、安静にしていればほとんど症状はありません。しかし、「間欠性跛《は》行《こう》」といって、歩いているうちに腰が痛くなったり、太ももや膝から下にしびれや痛みが出てきたりします。そのため、腰を前に曲げないと歩けなかったり、腰や足がだるくなって歩行困難になったりするのが特徴です。

椎間板ヘルニアと症状が非常によく似ているため、誤診されることもあります。多くの場合で加齢に伴って起こり、60代では約20人に1人、70代では約10人に1人にみられます。

腰椎椎間板ヘルニアの場合は、腰やお尻の痛みが、足のしびれや痛みとして放散したり、足に力が入らなくなったりします。重いものを持つとさらに痛みが強くなることもあります。

両者を見分けるポイントとしては、脊柱管狭窄症は前屈みになると痛みが軽減するのに対し、腰椎椎間板ヘルニアは前屈みになると痛みが増すこと。また、脊柱管狭窄症では間欠性跛行がみられますが、腰椎椎間板ヘルニアにはみられません。

ここまでが、一般的にいわれている腰部脊柱管狭窄症と腰椎椎間板ヘルニアの違いです。実際、脊柱管狭窄症はほとんどの場合において、椎間板ヘルニアを併発していますが、50代以上なら腰部脊柱管狭窄症と診断を決めつける医者が多いのは残念なことです。

COLUMN②

キリンの首はどうなっているの？

キリンといえば長い首が一番の特徴で、大人になるとその長さは2メートル近くになります。ところが、そんなに長いにもかかわらず、頸椎の数は私たちと同じで7個しかないのです。その代わり、長く太い首を支えるために一つひとつの頸椎が大きく、がっしりとした構造をしています。

野生のキリンはオス同士でケンカをするとき、首をビュンビュンと回して相手に叩きつけます。それでも頑丈にできているので、むち打ち症にも椎間板ヘルニアにもならないというわけです。

また、海中の巨大哺乳類であるクジラも同じです。「首があるの？」と思うかもしれませんが、骨格を調べてみると頸椎が7個あります。そうはいっても陸上の動物のように首を細かく動かす必要がないので、頸椎は太くて極端に短くなっています。

このように、頸椎の大きさや形に違いはあっても、哺乳類の首の構造は基本的に同じです。人間だけが背骨を直立させ、その上に重い頭部をのせて二足歩行をしていることで、首に負担を強いるようになり、多くの病気につながっています。

しかも、人間以外のすべての動物は、餌を求めて移動したり狩りをしたりしているので、運動不足になることはなく、筋肉を健康な状態に保てています。骨格的にも行動的にもほかの動物と大きく違う人間だけが、首の病気に悩まされているのです。

第2章

椎間板ヘルニアの
診断と治療のウソ・ホント

ウソ

❶ 椎間板ヘルニアは放っておいても自然に治る？

免疫を担うマクロファージという細胞が、飛び出して神経に触れている椎間板（髄核）を食べてくれるので、自然に治るといわれていますが、免疫は自己と非自己を認識し、非自己を排除する働きをしています。よっぽど椎間板が出ると異物であると認識しますが、もともと自分の細胞である椎間板は自己ですから排除できるはずがありません。

そもそもマクロファージは白血球の一種です。椎間板ヘルニアは血管の中に存在していないのにどうやって排除するのでしょうか？

椎間板ヘルニアの診断はMRIで行う

体内の様子を観察するには、画像撮影が大変有効です。これには、健康診断でおなじみのレントゲン撮影と、ちょっと大がかりなＣＴやＭＲＩといった画像診断があります。レントゲンは「Ｘ線」とも呼ばれています。Ｘ線とは放射線の種類のことで、物質を突き抜ける性質をもっています。

人間の身体はタンパク質や脂肪、水などの分子でできているため、人体にＸ線を照射すると分子に当たって消滅するか散乱して、次第にその数が減っていきます。体内で多く吸収する部分は白く写り、Ｘ線を通しやすい部分は黒く写ります。これによって体内の状態を見るのがレントゲン撮影です。

レントゲンは骨の状態がよく分かるので、骨折などの診断には有効です。しかし、血管や筋肉、神経、そして軟骨でできている椎間板は、通常のＸ線では写らないため、レントゲンだけで椎間板ヘルニアと診断することはできません

ちなみに、Ｘ線を発見したのがドイツの物理学者ヴィルヘルム・コンラート・レント

ゲン博士なので、Ｘ線は「レントゲン」とも呼ばれるようになりました。

同じＸ線を使って断層撮影しているのがＣＴです。ＣＴは「コンピューテッド・トモグラフィ(Computed Tomography)」の略で、日本語では「コンピュータ断層撮影」といいます。これは、検出器を身体の回りでぐるっと一周させて、いろいろな角度からＸ線を照射して透過したＸ線量の違いを検出し、その割合をコンピュータで計算して断面に写し、画像にしています。

ただ、単純なレントゲン撮影に比べてＸ線量が多いぶん、被爆する量も多くなります。

これらに対してＭＲＩは「マグネティック・レゾナンス・イメージング(Magnetic Resonance Imaging)」の略で、日本語では「核磁気共鳴画像法」といいます。レントゲンやＣＴがＸ線を用いるのに対し、ＭＲＩは磁気によって体内の成分を測定して撮影する方法です。

人体を構成している分子は、どれも水素をもっており、大きな磁石でＦＭラジオと同じくらいの電磁波を身体に照射すると、体内の水素原子が運動して電磁波を発生させます。この体内から出た電磁波で水素原子の量などを測定するのがＭＲＩのＴ２画像です。

これは電子レンジと同じ原理なので、ＭＲＩを撮っているときに身体が少し温かくなるのはそのせいです。

ＣＴもＭＲＩも身体を輪切りにした立体的な写真を撮れますが、実は皆さんが検査で見ている画像は、撮影して集めた情報の信号をコンピュータで処理し、それを断面の映像に再構成しているものなのです。

このＭＲＩ画像なら、椎骨の後ろを通っている脊柱管をはっきり写すことができます。椎間板ヘルニアを発症している場合は、この脊柱管がヘルニアに圧迫されて細くなっているので、すぐに分かるのです。

ところが、腰痛や首痛を訴える患者さんに対して、いきなり「ＭＲＩを撮りましょう」という医者はまずいません。当然ですが、最初はレントゲンを撮り、骨に異常がなければ腰痛症と診断され、消炎鎮痛剤と湿布が処方されます。それが数カ月続いて痛みが強くなるなど、一向に治まる気配がない場合に、ようやく「詳しく調べてみましょう」とＭＲＩ撮影をするケースがほとんどです。

なかには「個人差があるから」と軽くあしらい、相変わらず効かない同じ薬を処方し続け、別の病気を疑ってみることさえしない医者がいるのです。

ある患者さんはどうにも「おかしい」と感じ、主治医に「本当に腰痛症でしょうか？」とたずねたところ、「私の診断が信用できないのか！」と怒鳴られてしまったと、私のところへ来院した際、涙ながらに話していました。

患者さんにとってはＭＲＩ撮影を受けるまでにも、高いハードルがあることを改めて知りました。

椎間板が潰れると椎骨にとげができる

椎間板ヘルニアは、髄核が飛び出しているかどうかで判断するため、椎骨の間が狭くなっているだけでは椎間板ヘルニアと診断されません。また、狭くなっているところだけに症状が現れるわけではなく、患者さんによっては椎骨の間が狭くなっていない場所でヘルニアが起こることもあるのです。

さらに、椎間板が潰れたり変形したりすると、椎骨にとげができることが多々あります。椎間板に異常が生じると椎骨の動きにも影響が及ぶので、それを止めようとして骨からカルシウムが流出して椎骨に溜まってきます。これを「骨棘《こつきょく》」といって、大きくなると血管や神経を刺激して血液循環が悪くなり、痛みやしびれなどの症状が現れるようになります。姿勢を変えたり動いたりすると症状が軽減するのが特徴です。

このような場合は、レントゲンにもとげは映りますから「変形性腰椎症」と診断されるケースがほとんどです。また、将来的に「脊柱管狭窄症」になる恐れがあるとして経過観察になります。

もちろん、椎間板ヘルニアになると必ず骨棘ができるわけではありませんし、骨棘があると必ず椎間板ヘルニアであるとも言いきれません。ただ、椎間板ヘルニアの状態だと椎間板のクッションが弱くなっているため、骨棘が起こりやすいのは確かなのです。したがって、レントゲンで骨棘が見られたときは椎間板ヘルニアの可能性が高いので、ＭＲＩを撮る必要があります。

また、骨棘が見られなくても椎骨が変形している場合は、その状態で重力がかかれば当然、椎間板も圧迫されて飛び出てきます。ですからレントゲンで骨の変形が見られたときにも椎間板ヘルニアを疑ったほうがよいでしょう。

このようにレントゲンからも椎間板ヘルニアを推測することはできますが、確定診断を下すにはＭＲＩが必須なのです。

自然に治ると信じて症状を悪化させる患者たち

椎間板ヘルニアには膨隆型と脱出型があることは前章で説明しました。脱出型のなかには、押し出された髄核が椎間板から切れて離れてしまうことがあります。この離れた髄核の破片の一部が体内で吸収される場合もあり、それが、ＭＲＩ撮影をしたときに治ったように写り、実際に患者さんの症状も出なくなるのは起こり得ることです。ただし、髄核が切れた傷口は開いたままなのですから、いずれはまた出てきてしまいます。

ところが、一般に「自然に治る」といわれているのは、このようなケースではないようです。切れていなくても飛び出ている部分の髄核を、マクロファージが食べてくれるというのですが、それは免疫システムからすると考えられないことです。

自然に治ると主張している医者は、ＭＲＩを撮ると飛び出していた髄核が消えているといいますが、撮影の仕方によっては髄核が消えたように写ることがあり、単に写っているはずのヘルニアを見逃しているにすぎないのです。

それを都市伝説のように、免疫反応でヘルニアが消えたと信じている医者もまだまだたくさんいます。このようなことを信じて適切な治療を受けないままでいることが、患者さんの症状を悪化させている一因になっていると思われてなりません。

現在、私は理化学研究所発のベンチャー企業である株式会社理研免疫再生医学と提携して、ＮＫＴ細胞標的治療という第3世代のがんの免疫治療も行っており、免疫が異物を認識するためのシステムの難しさを痛感しています。

ＮＫＴ細胞標的治療では、α-ガラクトースセラミドという物質を使って特殊な抗原提示という手法を使います。ＮＫＴ細胞は体外では増えないので、2012年にノーベル医学・生理学賞を受賞した山中伸弥教授のｉＰＳ細胞を使う以外、ＮＫＴ細胞を培養して増やす方法がありません。そのためＮＫＴ細胞標的治療では、全血を遠心分離させてリンパ球の中から単球という別の免疫細胞を5~6時間かけて取り出します。そして、ＣＰＣ（細胞培養所）で2週間培養して、初めて樹状細胞と呼ばれるがんワクチンが作り出されます。

これを1~2週間ごとに4回に分けて体内に投与することで、免疫細胞であるＮＫＴ細胞が活性化してがん細胞などを排除してくれるのです。

このように免疫機能というのは、そう簡単には働いてくれないのですが、安易に信じ込む医者がまだまだたくさんいるのが、患者さんにとって不幸の始まりなのです。

2 整体で椎間板ヘルニアは治せる？

ウソ

整体や整骨院などの治療院に定期的に通っている患者さんは多いのですが、これらは基本的に血行を良くすることで症状の改善を図るというもの。いわば保存的治療と同じです。飛び出してしまった椎間板を引っ込めることはできないので、治す治療ではないのです。

とはいえども、一時的に緩和することは可能ですので、痛みが治まっている間に、クリニックで根本的な治療をすることをお勧めします。

一時しのぎでは根本的な痛みの解消にはならない

よく患者さんがこぼす話として、「整形外科に行っても湿布や痛み止めを出されるだけで、痛みを治してくれない」「整体や整骨院のほうが、痛みが和らぐからマシ」というものがあります。

これには医者として、私も言い返せないところがあります。ただ、施術後はラクになったとしても、数日後には再び痛みは出るので、結局は足しげく治療院に通っているのではないでしょうか。つまり、病院が治療院に代わっただけで、根本的な治療になっていない点では同じです。

ボキボキという音は、身体が鳴らす警鐘ととらえるべき

身体の歪みを取って本来の姿勢に戻す整体は、整体師が横になっている患者さんの身体を捻るように反らせながらボキボキと音を鳴らしていきます。この音が、あたかも身

体の歪みが治っていくサインであるかのように感じ、施術を受けている患者さんは身体が伸びてスッキリした気分になるようです。

しかし、これで本当に身体の歪みが正されるのでしょうか。

まず、身体を矯正するといっても、果たして何を基準にして骨が歪んでいると言っているのか、甚だ疑問なところです。例えば、背骨が何度くらい曲がっていると「歪んでいる」というのか、その基準があるわけではないのです。そもそも身体の奥にある骨の変形を、身体の外からの力で元に戻せるわけがありません。

それほど影響を与える作用を身体に及ぼせば、骨粗鬆症の人なら骨折してしまう可能性もありますし、骨を支えている靭帯や組織が傷ついたり、腰痛が悪化したりする危険さえあります。これが椎間板ヘルニアであったなら、余計にひどくなる恐れがあります。

むしろボキボキと音が出るまで身体を動かすというのは、「それ以上やってはいけない」という警鐘ととらえるべきなのです。そういう意味では理学療法である牽引治療は、ゆっくりと時間をかけて矯正していくので、まだマシかもしれません。しかし、人間は重力に逆らった立位であるので、効果を得るために24時間３６５日引っ張っていなければならないのですが、それは不可能です。

3 電気治療で椎間板ヘルニアは治せる？

ウソ

接骨院などで受ける電気治療はよく効く感じがして、定期的に通っている患者さんも多いかもしれません。電気を痛みのある患部に流すことで血行を良くし、筋肉をほぐしているのです。しかし、電気治療も整体と同様に、一時的に痛みを和らげるだけで、椎間板ヘルニアの根本的な治療にはならないのです。

通常の「腰痛」や「頸痛」への対処であれば効果はある

接骨院などに行くと、必ずといっていいほど行われるのが電気治療です。

これは、身体に器具を装着して電気を流すというもので、低周波・中周波・高周波・超音波など周波数の異なる電気が治療内容によって選択されます。

まず、電気を流すことによって筋肉に適度な刺激を与えます。それによって筋肉がほぐされたり動いたりするので、血行が良くなります。そうすると、酸素や栄養をたくさん送ることができ、血流が増えることでケガなどの回復につながります。

また、神経を圧迫して痛みがあるときは発痛物質が出ており、周りの筋肉などが炎症を起こしています。ここに電気治療を施すと、その刺激で今度は痛みを和らげる物質が出るようになるのでラクになるのです。

このような治療は、筋肉の炎症が原因の腰痛や頸痛、肩こりには効果的です。しかし、腰や頸《くび》そのものに原因がある椎間板ヘルニアの場合は、一時的に痛みを和らげる保存的治療となんら変わらないといえます。

4 鍼治療で椎間板ヘルニアは治せる？

ウソ

不快な症状を一時的に緩和する保存的治療の一つである鍼治療は、患部に鍼を刺して筋肉に刺激を与えることで、身体が異常を感じて治すために必要な物質を分泌するようになります。これによって痛みが治まることはありますが、椎間板ヘルニアの場所は身体の奥にあるため、鍼だけでは根本的な治療になりません。

保存的治療にはいろいろな方法がある

椎間板ヘルニアの治療には大きく分けると、手術を行わない「保存的治療」と、手術を行う「外科的治療」があり、ここまで見てきた整体、電気治療、鍼治療は、保存的治療に分類されます。通常は、まず保存的治療を行って最低1カ月程度は経過を見ていきます。長いときには3カ月程度の治療期間を取り、様子を見ていくこともあります。その後、手術が必要と判断されたときには外科的治療に切り替えますが、現実には何年にもわたって保存的治療を続けているケースがほとんどです。

保存的治療は、あくまで痛みや症状などを改善するものであり、椎間板ヘルニアそのものを小さくするとか、消してしまうものではありません。

基本的には頸椎も腰椎もヘルニアであれば、鍼治療のほかにも次に挙げるような治療が行われます。

❶安静治療

患部を動かさないようにして、痛みの原因の進行を食い止める方法です。安静というと、ベッドなどで静かに横になっているイメージがありますが、この場合、痛みが起こるような無理な姿勢や動作を避け、できるだけ普段の生活を送ることをいいます。

頸椎椎間板ヘルニアの場合は、首が動かないように頸椎カラー（ネックカラー）という首に巻く装具を着けて首の動きを制限したうえで安静にすることもあります。

❷投薬治療

痛みが強く、日常生活に支障が生じるときには、痛みを和らげる薬が処方されます。これには、飲み薬と注射で投与する方法があります。

・飲み薬の場合

炎症と痛みを抑える非ステロイド系の消炎鎮痛剤（ロキソニンやボルタレンなど）がよく使われます。また、痛みが起こると筋肉が緊張して硬くなり、痛みを増幅させることがあるため、筋肉弛緩剤と一緒に処方することもあります。

・注射によって痛みをブロックする方法

痛みの原因となっている部分に直接、ステロイド剤や局所麻酔剤を注射する方法です。注射する場所によって神経根ブロック、硬膜外ブロックと呼ばれます。比較的長期間にわたって痛みを取ることができますが、痛みの原因を解決するわけではないため根本的な治療とはいえません。

❸理学療法

・マッサージ

確かに筋肉の凝りをほぐして血行を良くすることで、一時的には痛みが和らぎ身体もラクになるでしょう。ただ、椎間板ヘルニアが原因の場合は、マッサージだけで治療することはできません。また、筋肉が硬くなっていると力任せにマッサージをされ、揉み返しが起こり、かえって症状が悪化することもあるので注意が必要です。

・牽引治療

重力や圧力とは逆方向に引っ張って伸ばすことで患部の緊張を和らげるという方法

です。引っ張られると気持ちが良いですが、牽引する力加減を間違えると、症状を悪化させる危険があります。治療を受ける際には理学療法士などの専門家がいる施設を選ぶことが大切です。

・温熱療法

痛みの出ている部分を温めることで収縮した血管を緩めて血液循環を促し、筋肉の凝りをほぐしていく方法です。これには、80℃前後に温めたパックをタオルで包んで患部に当てるホットパックや、赤外線照射などがあります。

しかし、この方法では身体の表面を温めることはできても、深部まで温めることはできません。また、患部が炎症を起こしているときには、温めることで痛みが増す場合があるので注意が必要です。

痛みは身体の異変を知らせる警報

患者さんにとって保存的治療は、もはや日常生活に組み込まれてルーティン化しています。医者にとっては処方箋を書くだけでいいので、これほどラクな診察はないでしょう。

しかし、保存的治療の間にも病態は徐々に進行していきます。なぜなら痛みを抑えているので悪化していることに気づきにくくなっているからです。消炎鎮痛剤では抑えられない痛みや手足のしびれを感じて、初めて自分の状況を知ることとなります。

そもそも痛みが出るから私たちは身体の異変に気づき、医療機関を受診するわけです。いうなれば痛みは異変を知らせる警報器です。それを抑え込んでしまえば、患者さんはラクになりますが、痛みがないことでかえって運動量が増えたり無理をしたりして病態を悪化させる危険もあります。

ここで、私たちが痛みを感じるまでのメカニズムを確認しておきましょう。

末梢神経には、侵害受容器というセンサーの役割を担う組織があります。このセンサーが刺激を受けると、刺激の情報が末梢神経から脊髄へ伝達され、脳まで届き、ようやく私たちは痛みを感じることができます。

しかし、「痛み」と一口に言っても、さまざまな種類があります。例えば、針が刺さったり、刃物で切ったり、身体をどこかにぶつけたりすれば、瞬間的に強い痛みを感じますが、その後はジワジワと鈍い痛みを感じるようになります。また、痛みがすぐに治まるものもあれば、肩こりや腰痛のようにしばらくは痛みが続くものや、痛んだり治まったりを繰り返すものもあります。

痛みの範囲についても、部分的に痛みを感じる場合もあれば、太ももから足首にかけて全体的に痛みを感じたり、全身の皮膚がピリピリするなど、広範囲で痛みを感じたりする場合もあるでしょう。

痛みの信号が脳に伝わるまでの速度は、末梢神経の太さに左右されています。痛みを伝える神経線維には、神経の外側の髄膜のある有髄神経で少し太めのＡδ（エーデルタ）線維と、髄膜のない無髄で細いＣ線維があります。Ａδ線維は瞬間的に痛みを感じて、中枢神経に伝えます。そのため、捻挫や外傷など、傷を負った際には、初めにＡδ線維が脳に伝えた強い痛みを感じ、次にＣ線維が伝える鈍い痛みを感じるようになるのです。

例えば、沸騰したやかんに触れたとき、瞬間的に感じる「熱い！」という感覚はＡδ線維が伝えます。次に訪れるジンジンと継続する痛みは、Ｃ線維によって伝えられているのです。

Ａδ線維の伝える痛みは痛む箇所がはっきりと分かりますが、Ｃ線維が伝える痛みは広い範囲で感じるため、「このあたりが痛い」と表現されることになります。

5 医者は頸椎椎間板ヘルニアの患者が来ると困る？

ホント

腰椎椎間板ヘルニアの治療は盛んに行われていますが、頸椎椎間板ヘルニアの治療を行っている施設となると限られてくるのが現状です。その理由は、首には脳に直結している重要な神経が通っているので、一瞬でも神経に触れると全身麻痺を起こし、命に関わる危険性があるからです。そのため、頸椎の治療は避けたがる医者が少なくありません。

保存的治療を無駄に勧める医者がいる

頸椎椎間板ヘルニアの治療はリスクが高いため、医師は保存的治療でしのごうとする場合が多くあります。

もし保存的治療を選択された場合、決して医者の指示に黙って従い続けるのではなく、

「その治療は根治が見込めますか？」

「その治療法はいつまで続けるのですか？」

といった質問をどんどん医師に投げ掛け、治療方針をいつまで継続するのか、明確に期限を設けるようにしてください。こうした態度を取ることで、医者はいつまでも同じような治療を行うことができなくなります。

病院での治療は回数が重なれば重なるほど、それにかかる費用も膨れ上がっていきます。それを避けるためにも、医者のほうから「これだけの期間、保存的治療を行います。それにかかる費用はこちらです」といった見積もりを立てるのが、当然のことではないでしょうか。

　また、保存的治療に見積もりを求めたり、期限を設けたりすれば、増え続ける日本の医療費を抑えることにもつながります。医療は、「社会保障制度」の名のもとで守られていますが、もとを正せば、医療も経済活動の一つに過ぎません。なおも高齢化が急伸し続ける現代において、医療費の無駄遣いは可及的速やかに解決しなければならない喫緊の問題です。

「売り手」である医者は、より良いサービスの提供を目指すべきであり、「買い手」である患者さんは、自身がかかるべき医者を取捨選択する目を養う必要があるのです。

6 椎間板ヘルニアは手術で治せる？

ホント

飛び出た椎間板が元に戻ることがない以上、手術以外に完治させる方法はありません。では、多くの人が痛み止めや湿布による治療を続けているのはなんのためか。これは「保存的治療」といって、単に痛みを取ることで日常生活に支障をきたさないようにする対症療法に過ぎません。とりあえずこれでしのいで、いよいよ効かなくなったときには手術をするのです。

椎間板ヘルニアの治療には高い技術と経験が必要

どんな病気にも「診療ガイドライン」というものがあります。医療現場において適切な診断と治療を補助する目的で編集されたもので、病気の予防・診断・治療・予後予測など、診療の根拠や手順についての最新情報がまとめられています。これにより国内の診療方法は統一されている反面、マニュアルどおりの治療になりがちでさまざまな工夫を凝らし挑戦する積極的な治療がやりづらくなっています。

診療ガイドラインに沿って治療を行っていれば、たとえ患者さんの身体にトラブルが生じたとしても、医者の責任は問われません。つまり、医者にとっては自分の身を守るための大事なマニュアルというわけです。

頸椎椎間板ヘルニアを発症する首には、気道や食道、血管、神経と重要な器官が特に集まっているため、それらを上手に避けながら治療を行うには、医者の高い技術と経験が求められます。

しかも、治療において大がかりな手術をすることになると、手術後の患者さんは絶対安静。その後も、何カ月かリハビリをしなければなりません。それでも完治するという確信はもてないのです。このような状況から、リスクの高い頸椎の手術をはじめとする治療を医者は敬遠しがちなのです。

頸椎と腰椎の椎間板ヘルニアは手術法が異なる

保存的治療などでは改善が見られず、痛みやしびれに耐えられなくなったときは、手術を行いますが、この場合、頸椎椎間板ヘルニアと腰椎椎間板ヘルニアでは手術の方法が異なります。

〈頸椎椎間板ヘルニアの場合〉

●切開手術

神経を圧迫している椎間板部分を取り除き、頸椎を正しい位置に固定する手術です。
これには、前から切開する「前方除圧固定術」と、後ろから切開する「後方除圧固定術」の2種類があります。

前方除圧固定術は、頸椎のある喉側を開いて椎間板と飛び出してしまったヘルニアをすべて切除し、椎骨同士を人工骨または自分の骨を移植して固定する方法です。気道や食道などの器官がある首の前方を開くので、手術によって声がかすれてしまったり、物をうまく飲み込めなくなってしまったりすることがあります。

後方除圧固定術は、首の後ろの中心に縦にメスを入れて10センチメートルほど開き、そこから椎骨の傍にある椎弓を切り開き、脊髄が入っている脊柱管を広げる方法です。この場合、ヘルニアは切除せず、首の後ろにある頭を支えている筋肉を切ってしまうので、術後は肩が凝ることが多くなります。

どちらの切開手術を受けるのかは、ヘルニアの箇所や症状によって異なります。一般には首の前側からアプローチする前方除圧固定術を行い、脊柱管狭窄症を併発する場合や複数の箇所にヘルニアが生じている場合は、後ろ側からアプローチする後方除圧固定術を行うようになります。

これによって長年悩まされていた手のしびれや痛みといった症状の悪化と進行を防ぐことができるうえ、保険診療が適用されるので費用が抑えられるのがメリットです。

しかし、ヘルニア部分を取り除いてできた隙間に人工骨または自分の骨を移植し、金属製のネジで固定する必要があるので、身体への負担が大きい手術となります。また、メスを入れる手術なので、手術中に神経や動脈を傷つける危険や、術後には移植した骨が定着せず脱落してしまう恐れもあります。

また、後方除圧固定術ではヘルニアは残したままになりますので、症状が改善しない場合や何年かあとにまた症状が出る場合があります。

〈腰椎椎間板ヘルニアの場合〉

●切開手術

腰椎椎間板ヘルニアの手術には、「直視下」「顕微鏡下」「内視鏡下」といった方法があります。これらは、患部をどのような方法で見ながら手術を行うかという違いだけで、飛び出したヘルニアの部分を切り取る手術であることは同じです。

・直視下や顕微鏡下の場合

背部を十数センチメートル切開し、筋肉や靭帯、脊髄や神経根などを避けて、脱出したヘルニア部分を肉眼あるいは顕微鏡で観察しながら切除します。最も一般的な手術は「ラブ法」といわれる方法ですが、メスなどの手術器具が脊髄や神経根などに触れ、後遺症が出てしまうことがあります。

また、全身麻酔で行うため、心臓病や糖尿病などの疾患がある人や、人工透析を受けている人にはリスクを伴います。非常に大がかりな手術のため、手術後1週間は安静が必要となるうえ、その後1カ月ほどリハビリや入院が必要となります。高齢の患者さんには大きな負担となるでしょう。

・内視鏡下の場合

背部を3～4センチメートルほど切開し、そこから顕微鏡や内視鏡を挿入して手術を行う方法です。切開する部分が小さいので出血が少ないのもメリットです。しかし、内視鏡下手術は熟練した技能と経験が必要となり、どの医者でも行えるわけではありません。

また、どのような状態のヘルニアにも行えるというわけではないため、手術前に内視鏡下手術を予定していても、実際には直視下手術に変更することがあります。

これらの手術は、術後さらに椎間板が押されて飛び出してしまい、ヘルニアが再発してしまうことも少なくありません。飛び出しているヘルニアを大きく削ると、今度は椎間板がクッションとしての役割を果たせなくなり、痛みが起こる可能性もあるのです。

そのほか、腰椎には後方除圧固定術や、最近では側方除圧固定術というものもあります。いずれも長所短所は頸椎の前方除圧固定術とほぼ同じです。

7 パパイアを使った椎間板ヘルニア治療がある？

ホント

椎間板ヘルニア治療の一つに、椎間板の中に酵素を含んだ薬剤を注入してヘルニアによる神経の圧迫を弱める「ヘルニコア」という治療法があります。この酵素に、以前パパイアから抽出した成分を使用していたのです。しかし、現在では、アレルギー反応など副作用があることが分かり、それに代わる酵素が使用されています。

パパイアの成分がヘルニア治療に使われていた

ヘルニコア（コンドリアーゼ）は医学的には「化学的髄核融解術」と呼ばれる治療法で、この治療法自体は1980年代から行われていました。このときに使用されたのは、パパイアから抽出したパパインという酵素を椎間板に注入して髄核を溶かすという方法でした。

酢豚にパパイアやパイナップルを入れると肉が柔らかくなるように、パパインはタンパク質を分解する作用があります。そのため、椎間板ヘルニアに対しても一定の効果はありましたが、アナフィラキシーショックや、椎間板以外の周囲組織まで分解してしまう重大な副作用があったことから、現在は販売中止になっています。

その後の研究で、ヘルニコアはタンパク質を分解する作用をもたず、ヘルニアの痛みの原因となっているグリコサミノグリカンのみを分解し、臨床症状を緩和させる作用が強いことが分かり、安全性が高いとして用いられるようになりました。ただし、やはりアナフィラキシーの副作用があることから投与できるのは一生に1回、1カ所のみとなります。また現在適応は腰椎のみで、頸椎の椎間板ヘルニアには用いることはできません。

8 椎間板ヘルニア手術にメスはいらない？

ホント

手術というと、一般には身体にメスを入れる切開手術を思い浮かべるでしょう。最近は内視鏡手術が普及していることから、傷跡が小さくなるという程度の認識ではないかと思います。いずれにしても手術となると入院が必要となります。ところが、椎間板ヘルニアの手術には、切る手術だけではなく、最新の技術を駆使したレーザーによる切らない手術もあるのです。

〈腰椎椎間板ヘルニアの場合〉

●レーザーによる究極の切らない手術

ＰＬＤＤ

レーザーを用いた最先端の方法です。レーザーによる椎間板ヘルニアの治療は「ＰＬＤＤ（Percutaneous Laser Disc Decompression）」と呼ばれ、日本語では「経皮的レーザー椎間板（髄核）減圧術」といいます。

はみ出している椎間板の圧迫を軽減させるために、椎間板そのものに針を刺し、そこからレーザー光線を照射して蒸散させます。これにより時間の経過とともに椎間板が収縮することで、脊髄および神経の圧迫が軽減されます。背中から針を通してレーザーを照射するだけの手術なので、患者さんにかかる負担は切開手術に比べて大幅に軽減できるのがメリットです。

ただし、治療技術だけではなくレーザーに関しても、熟知していなければ照射する加減を誤り、周囲の組織を傷つける恐れがあるため、医者の技量が問われる治療法といえるでしょう。レーザー治療については、このあと第3章で詳しく解説していきます。

PLDDによる腰椎椎間板ヘルニア治療時のレントゲン写真とイラスト

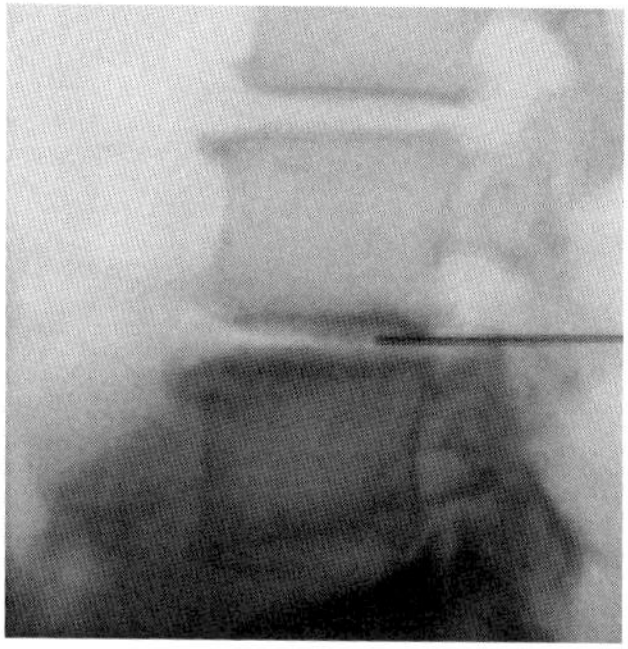

側面像

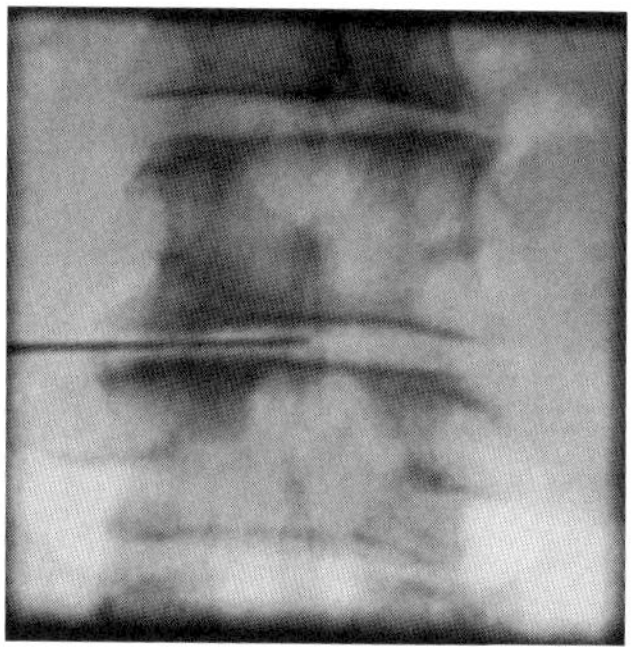

正面像

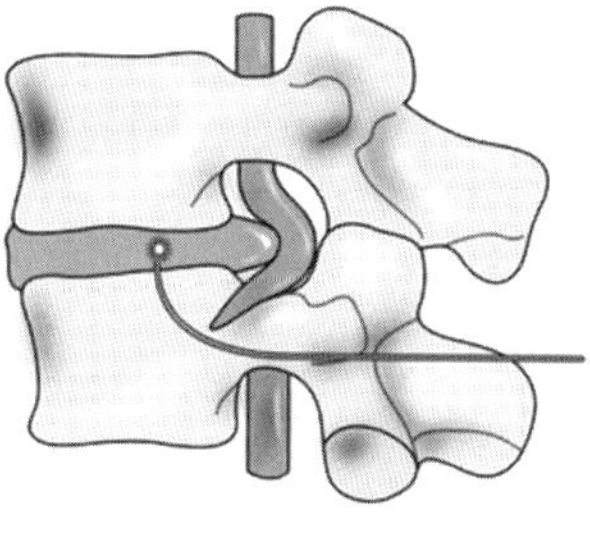

横から見た図

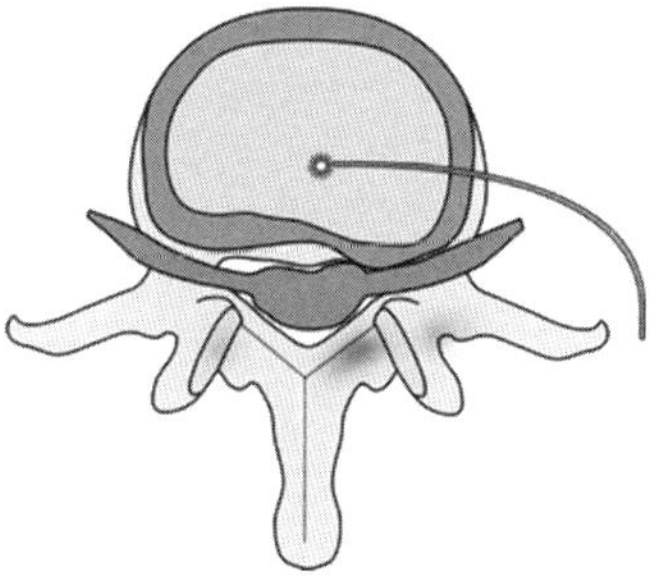

上から見た図

〈頸椎椎間板ヘルニアの場合〉

●レーザーによる究極の切らない手術が首にもある

先述した腰椎椎間板ヘルニアと同じようにレーザーを用いた最先端の治療法があります。首の前から椎間板そのものまで針を挿入し、同様にレーザー光線を照射して蒸散させます。この治療法も頸椎のＰＬＤＤと呼ばれます。

軽症から中等症のヘルニアに効果がある手術で、従来の切開手術とは違ってほとんど傷跡がなく、目立たないのがメリットです。大部分の椎間板組織を保存しながら行う最新鋭の治療であり、患者さんへの負担も少なく済みます。

しかし、頸動脈や食道、気道など身体の重要な部位を避けながら行う手術になるので、高い技術が必要となり、医者の技量によって手術結果が左右されます。現在日本でこの手術ができる医療施設は、当院以外はおそらくないでしょう。

PLDDによる頸椎椎間板ヘルニア治療時のレントゲン写真とイラスト

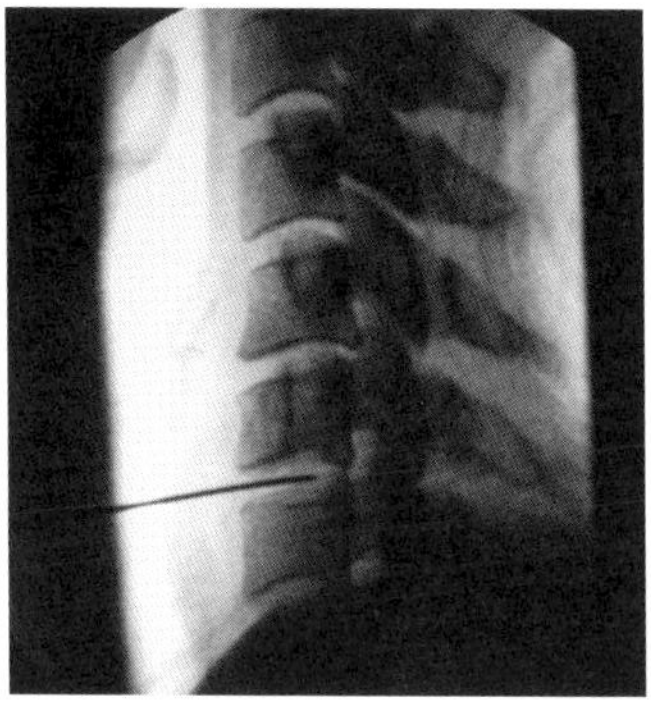

側面像

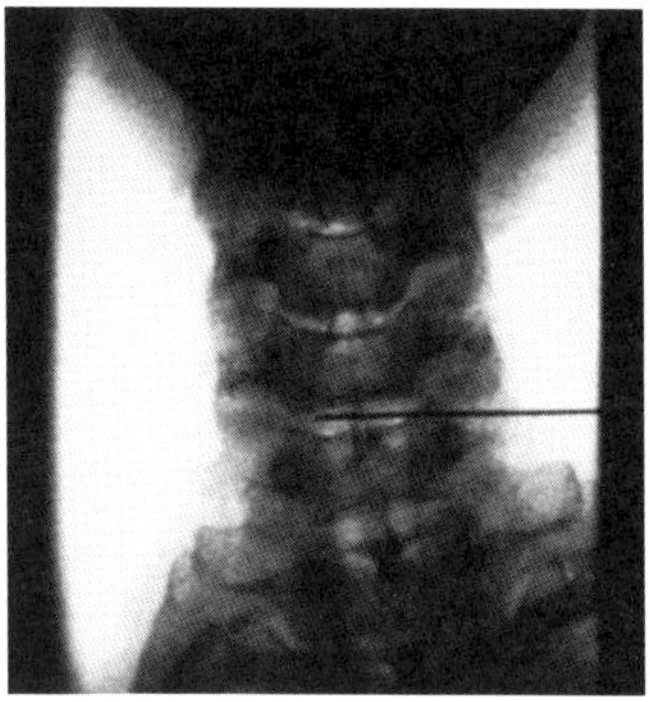

正面像

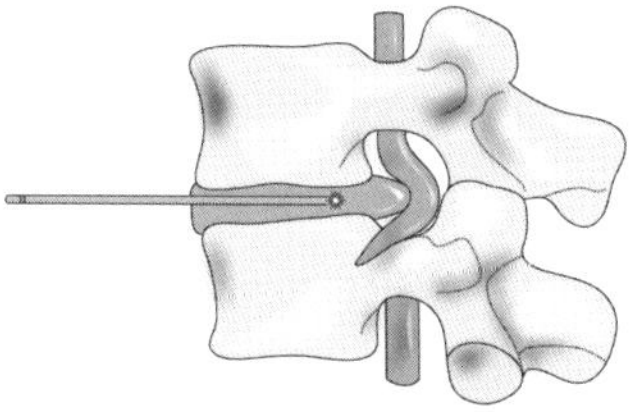

横から見た図

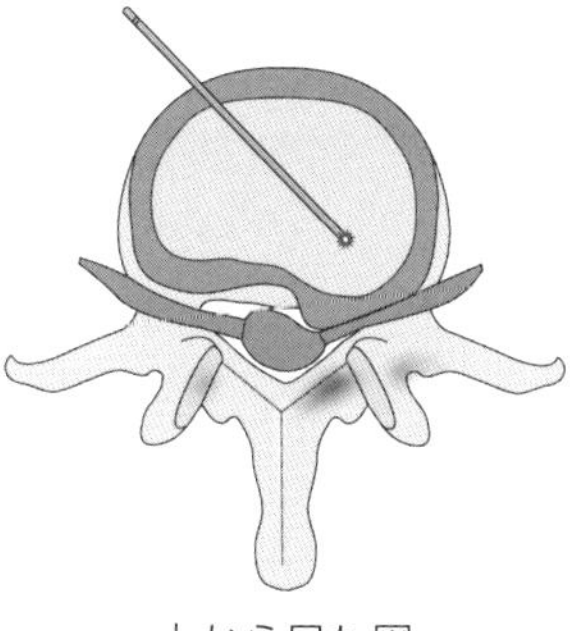

上から見た図

聞こえのいい名称の治療には要注意

医者が独自に開発した治療法はたくさんあります。なかには、あたかも最新の治療法であるかのような治療名を付け、科学的根拠がないまま治療を行っている施設もあります。よく聞かれるのが「次世代○○治療」や「ハイブリッド治療」などという名称です。また、アメリカで認められている高度な治療法と表現するケースもありますが、だからといって日本で認められているとは限りませんし、そもそもアメリカで認められているとは限りません。しかし、国際的な治療法と言われれば患者さんは調べようがないので、つい信じてしまうようです。

一般の人からすると、「そんなにすごい治療法なら受けてみたい」と期待してしまうかもしれませんが、それが必ずしも多くの整形外科医に支持されている治療法ではない場合もあるのです。

治療を受ける際には、厚生労働省が認めているものなのか、広く支持されているものなのか、時にはセカンドオピニオンを求めて検証することが重要です。

COLUMN③

サプリメントが効いているのは気のせい？

腰痛もちの人は、コンドロイチンやグルコサミンなどなんらかのサプリメントを飲んでいるケースが非常に多いように感じます。

確かに、グルコサミンやコンドロイチンは軟骨の原料になっている成分です。コンドロイチンは医薬品に使用される成分でもありますから、一定の効果は期待できるかもしれません。ただし、医薬品とサプリメントでは品質がまったく違うのです。

まず、医薬品には厳しい審査がありますが、サプリメントの場合は、例えば500ミリグラム配合と表示されていても、実際には不足しているケースもあります。また、国民生活センターの調査[＊1]によると、医薬品で行われる崩壊試験をサプリメントで実施したところ、100銘柄中42銘柄が医薬品に定められた規定の時間内に崩壊しなかったといいます。

崩壊試験とは、錠剤やカプセルが定められた条件で規定の時間内に崩壊するかどうかを確認するテストをいいます。つまり、サプリメントは飲んでも吸収できないものが多いということです。

効果を感じているとしたら、それはプラシーボ効果（暗示効果）の可能性が高いと思われます。

それでも、効いていると思うことも大事なので、本人がいいと信じて飲んでいるなら否定はしませんが、口から入れて、胃で消化され、腸で吸収されて、肝臓で分解されたサプリメントの成分が血液を循環して、傷んだ椎間板に届くという理屈は無理があるのではないかと思います。そもそも肝臓で分解された時点で別の成分になっています。

第3章

椎間板ヘルニアのレーザー治療「PLDD」のウソ・ホント

❾ ＰＬＤＤのレーザーは痛い？

ウソ

レーザーを照射するというと、痛みを伴うのではと思う方もいらっしゃるかもしれません。ＰＬＤＤは、レーザー治療といっても、皮膚の上から直接照射するわけではなく、非常に細い針を差し込み、患部だけに照射するのです。針を刺すときにも局所麻酔を行うので、痛みはほとんど感じません。

従来の手術よりも痛みが少ない

第2章で述べた椎間板ヘルニアの従来の治療法である切開手術は、皮膚を切開し手術を行うため、全身麻酔をかけます。そのため、麻酔が覚めると切った部分の傷口にどうしても痛みが生じ、この痛みに手術後も悩まされるケースが少なくありません。

一方、ＰＬＤＤは、皮膚に直接レーザーを当てるのではなく、非常に細い針を患部にまで刺して、その中にレーザーファイバーを差し込み、患部だけにレーザーを当てます。針を刺すときに局所麻酔をするだけなので、痛い思いをすることもなく、手術にかかる時間も短くて済みます。従来の切開手術に比べ、患者さんの負担の少ない治療法であるといえます。

⑩ ＰＬＤＤのレーザーは血管や神経を傷つける？

ウソ

レーザーに限らず、光はまっすぐに進むという性質があります。ＰＬＤＤのレーザーは、身体の深いところの組織や骨、ましてや血管や神経に当たらないように、それらを避けて回り込むなど、さまざまな工夫をして安全を確保しているのです。

ＰＬＤＤは手術というより内科的治療？

ＰＬＤＤは皮膚の切開や椎間板の摘出をしない低侵襲の治療法です。主にＮｄ-ＹＡＧレーザーが使用され、手術は局所麻酔で行われます。

まず身体の外からレーザーファイバーを通すための中空の針を椎間板の中央部にある髄核に挿入し、レーザーファイバーを通します。レーザーを数分照射し、熱によって髄核の一部を焼くと、レーザーを照射した組織が蒸発（蒸散）して小さな空洞ができ、髄核の容積が減って圧力が下がります。この空洞をなくすように周りの髄核が委縮して硬くなることで、神経に触れていたヘルニアが神経に触れなくなり、圧迫がなくなります。

この手術は、髄核のどの部分をどの程度の温度で何分くらい照射すればいいのかという判断が重要で、これには医者の経験と技術が必要になります。

ＰＬＤＤのメリットは、なんといっても低侵襲であること。局所麻酔で行えるうえ、細い針を使うので出血がほとんどなく、傷跡も残りません。また、心筋梗塞の治療に使用されるカテーテルのように、ＰＬＤＤで挿入する針も曲がるようになっており、神経

PLDDに使用する穿刺針

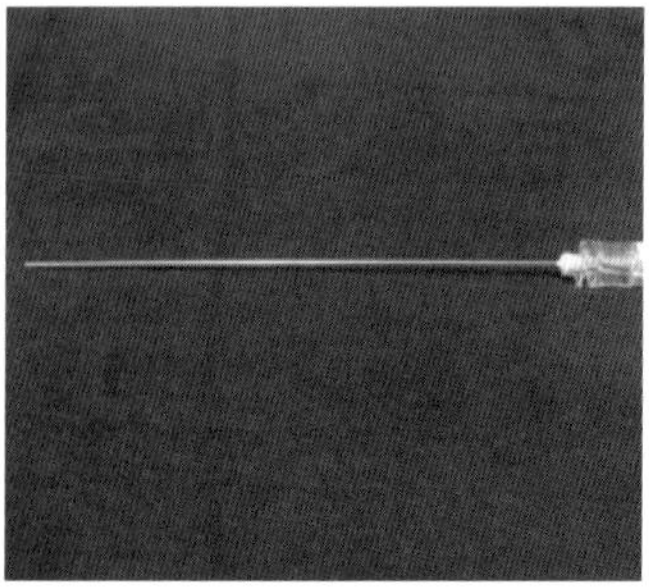

曲げる前

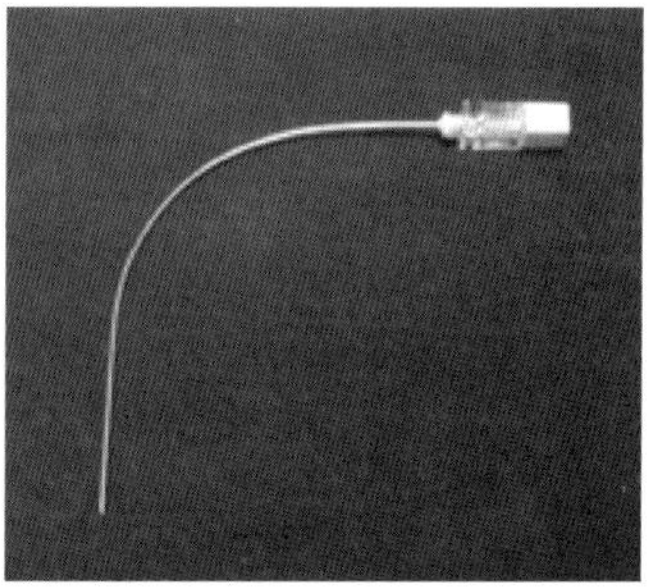

曲げたあと

などを傷つける心配がなく、患者さんは日帰りで手術を受けることが可能です。

この治療法は「手術」と表現されていますが、どちらかというと内科的な治療といえます。例えば、狭心症や心筋梗塞では切開手術を行わず、カテーテルによる治療が行われることがあります。血管の中にガイドワイヤーとカテーテルを挿入し、血管の詰まっている部分まで通したあと、バルーン（風船）を膨らませて血管を広げるという治療です。これは、循環器内科で行われています。

ＰＬＤＤも内科的な治療と考えられるので、「整形内科」という領域があってもいいのではないかと、私は常々思っています。

レーザーファイバーの先端を加工する工夫

ＰＬＤＤ治療に利用するレーザーは「接触型レーザー」といって、直接レーザーファイバーをメスのように使って髄核と接触させます。レーザーファイバーの先端からレーザー光線が出るわけですが、確かにまっすぐに進みます。

そこで、レーザーの先端をツルツルではなくザラザラの粗面に加工することで、光が乱反射して出ていくようにしています。

また、レーザーファイバーの先端の光線が出る部分も平面の円形ではなく、立体的な円柱に加工します。これによりレーザーがまっすぐに進むのではなく球形に拡散し、レーザーファイバーが接触している組織だけに蒸散しやすくなります。これは、アクティブファイバーと呼ばれていました。

その後、先端を半球（ドーム型）にしたり、円錐（コニカル）にしたりして、レーザー光線がまっすぐに進まないような工夫が繰り返されてきました。これらによってレーザー治療の安全性と効果が確保されたように思われました。ところが、そこには思わぬ落とし穴があったのです。

レーザー光線はレーザーファイバーの先端で乱反射して球形の光に変わるのですが、乱反射するということはレーザーファイバーの先端で光が屈折しているということ。屈折している光は一部が必ず反射します。つまり、レーザーファイバーの先端でレーザー光線が反射し逆行するのです。

逆行したレーザー光線がどこへ行くのかというと、光を集めているレンズのほうに向かい真っ黒に焼いてしまいます。ですから定期的にメンテナンスを行わなければなりません。

光を集めるレンズが真っ黒な状態になっているのに気づかずに使用していると、レーザー光線が出ているにもかかわらず、出力が上がらなくなるのです。それに気づかないまま、出力が上がらないからと上げていけば当然、照射し過ぎて熱量が上がり組織を破壊してしまいます。

このようなことが実際に先進医療の医療機関では起こっていたのです。そのため、一度はＰＬＤＤは先進医療として認められたものの、何人かの医者が神経やほかの組織を傷めたことで挫折するなどもあり、安全性と効果にバラツキがあるとして厚生労働省のお墨付きが得られなくなったわけです。

こうしたレーザーの理論と仕組みを把握するためには、医学的な知識とともに物理学の知識も必要となります。それらを理解した医者がＰＬＤＤを使用しなければ危険なのです。

⓫ 最新の機器を使ったＰＬＤＤのほうがよい？

ウソ

ＰＬＤＤは椎間板ヘルニアに最も有効な治療法だと私は考えていますが、整形外科ではレーザー治療に懐疑的な医者が多く、またＰＬＤＤの医療機器の研究も進んでいません。そのため、他の分野の医療機器と比較し、最先端の機器であるとは決して言えません。しかし、最新だから効果があるというわけではなく、医師に高い技術があれば、安全・安心な治療を実現させることは可能なのです。もちろん、将来的にはＰＬＤＤにおいても、さらに効果の高い医療機器の研究開発が必要だと考えています。

需要がなければ進化もない

整形外科ではレーザー治療に懐疑的な医者がまだまだ多く、「ＰＬＤＤは効果がない」と言いきる人もいるほどです。こうした環境では当然のことながらレーザー治療を研究する人も少なく、需要が見込めない以上は大手の医療機器メーカーも研究開発を進めるはずがありません。そのため、私は大阪大学の協力のもと、従来のレーザー機器をパワーアップしていただいて使用しているのです。

だからといって、ＰＬＤＤが時代遅れというわけではありません。これは扱う側の問題であり、その価値に気づけず上手に使いこなすことができないだけなのです。私はレーザー治療に将来性を感じています。こう言いきれるのは、これまで〝レーザー〟というものを追究してきたからです。

私は形成外科からスタートし、麻酔科、救命救急、脳神経外科、そして整形外科と歩んできました。その間にさまざまなレーザーに触れ、繊細な手技を磨き、アザを取ったり脱毛をしたり、扁桃腺やアレルギーのレーザー治療も習得しました。できないのはレーシックなどの眼科分野のレーザー治療だけです。

　ところがある日、尊敬する教授から「レーザーは機械が優れているのであって、医者は偉くもなんともない。その気になれば医者なら誰でも使える」と言われたのです。これが非常にショックで、「技術を習得しなければ使いこなせないようなレーザー治療はないものか」と考えていたときに出会ったのが、インドで開催された国際レーザー医学会で目にしたＰＬＤＤでした。そこで、ＰＬＤＤを極めようと今日まで技術を磨いてきました。

　レーザーにこだわって研究しているからこそ、私はさまざまなレーザー機器を安全に使いこなせますが、現在世に出ているＰＬＤＤの機器は、ほかの分野に比べるとそれほど進化しているとは言い難いので、特に扱いが難しく、生半可な気持ちで使うと事故を起こしかねません。

　先述しましたが、レーザー治療は、実際に、医者によって安全性と効果にバラツキがあり過ぎるために厚生労働省のお墨付きがもらえず、歴史がある割には保険診療になっていないのです。

　そこで、私は誰もが安全に使えるレーザー治療を目指して、大阪大学と共同研究を進めているところです。

12 ＰＬＤＤは医師によって成功率に差が出る？

ホント

　ＰＬＤＤは、皮膚から細い針を介して血管や神経を避けながら髄核までレーザーファイバーを誘導して挿入するわけですが、この技術を習得している整形外科医はほとんどいません。技術だけではなく、レーザーがどういうものなのかをきちんと理解して使っているわけでもないので、出力量を誤って髄核を焼き過ぎたり周囲を傷めてしまったりという事故を起こすこともあります。

PLDDの適用は軽症から中等症まで？

PLDDは1回に照射できるレーザーの量が決まっているため、ヘルニアが大き過ぎるなど、重症の場合は適用されないといわれています。しかし、そういうときには分けて照射すればいいだけのことです。

軽症や中等症の患者さんばかりを治療していていいはずがなく、むしろ重症の患者さんほど苦しんでいるのですから、私たち医者が救わなければ誰が救ってくれるというのでしょうか。

どのようなヘルニアにも対応できる技術と、経験が豊富で症例数の多い医者であれば、重症の患者さんでもPLDDを安全に使うことは可能です。しかし、周囲を見ていると腕が未熟な医者ほど、軽症の患者さんばかりを治療したがる傾向にあります。

確かにPLDDの手技は難しく、できれば避けたい治療法かもしれませんが、それを無理に使おうとするところが問題なのです。

レーザーは出力量が重要で、出し過ぎれば組織を焼き過ぎてしまいます。ところが、

「悪いところを取り除く」という外科医の発想から、ヘルニアに対しても飛び出している部分に直接レーザーを照射したり、髄核の内部に照射するにしても焼き切るようにレーザーを出し過ぎたりしてしまうのです。これは、レーザーの性質などを理解していない行為といえます。第一、ＰＬＤＤはヘルニアを凹ませる治療ではありません。

実は、ＰＬＤＤを否定している医者の多くは、ＰＬＤＤを行った経験がありません。それで否定しているのですから、恋愛経験がないのに恋愛を語っているようなものではないでしょうか。

頸椎椎間板ヘルニアでも技術があればPLDDで治せる

私は20年以上にわたってＰＬＤＤによる椎間板ヘルニアの治療に取り組み、これまでに1万人を超える患者さんを治してきた実績があります。

腰椎椎間板ヘルニアの治療法としてＰＬＤＤが登場したとき、この治療はどういう理論なのかをレーザーの仕組みを含めて学ぼうと思い、物理学のなかでも、特に量子力学について大阪大学の大学院にある国際医工情報センターで研究し、私なりに検証してみました。そのうえで「これは患者さんへの負担も少ない画期的な治療法だ」と確信し、いち早く取り入れたという経緯があります。

そのとき、「これで頸椎椎間板ヘルニアも治せるのではないか」と直感的に感じ、腰椎椎間板ヘルニアの治療を通して経験を積みながらなんとか実現できないものかと、長い間考えてきました。そして、自ら研究をはじめ、日本ではかなり早い時期に頸椎椎間板ヘルニアに対するＰＬＤＤの技術を完成させたのです。

それ以来、どこの施設でも引き受けてもらえない頸椎椎間板ヘルニアの患者さんに対しても、ＰＬＤＤを受け入れています。もちろんリスクを伴う手術ですから、不測の事態が起きたときには責任を負う覚悟でいます。

それにもかかわらず、この情報化社会のなかでＰＬＤＤに関する正しい情報が少なく、病院によってはマイナスの情報を発信しているところさえあるのです。

こうした情報を払拭すべく私自身もさらに腕を磨くとともに、後進の指導にも力を注ぐようにしています。

PLDDを集患に利用していることがある

患者さんがＰＬＤＤを受けたいと思ったとき、インターネットで調べるなどして、ＰＬＤＤを行っている施設を選んでいるかと思います。それにもかかわらず、別の治療法を勧められることがあるのはどうしてでしょう。

それは、その施設が、単に〝ＰＬＤＤを行っています〟とうたい文句にしているだけで、実際には実施していないからです。つまり、患者さんを集めるための宣伝として、ＰＬＤＤを利用しているということです。そのような施設の特徴は、ＰＬＤＤを非常に安い値段で提供しています。集患のためにＰＬＤＤを利用しているだけなのですから、当然ですね。

ＰＬＤＤを使いこなしている医者は少ないですから、経験があるといってもなかには2〜3例しかないケースもあります。大事なことは、何例くらいの臨床経験があるのか、その数を見ることです。特に難易度の高い頸椎椎間板ヘルニアに対してＰＬＤＤを実施している医者であれば、技術的に高いスキルをもっていると考えてよいでしょう。

治療法を選ぶのは、あくまで患者さん自身です。別の治療法に変更する際には、十分な説明を受けてから決めることが何より大切です。

しかし、なかにはＰＬＤＤを集患に利用するだけならまだしも、ＰＬＤＤはもう古い、新しい治療法があるなどといって根拠のない治療法を勧める医療機関もあり、危惧しています。

⑬ ＰＬＤＤは費用が高い？

ウソ

ＰＬＤＤは保険診療ではないため、自費診療となります。そのため、確かに治療費は保険診療に比べて高いですが、前述したように保存的治療で何年も治療を行っていたり、月に数回マッサージや整体に通っていたり、という状態と比べると、高いと一概には言えないと考えています。

標準治療にならないPLDD

眼科ではレーシックをはじめ白内障や緑内障の治療などでもレーザーが普通に使われており、皮膚科では脱毛という美容にまで普及しています。歯科においてもホワイトニングにレーザーが使われています。これらのすべてが保険診療というわけではありませんが、少なくともほかの医療分野ではレーザー治療がかなり浸透しているのは確かです。

ところが、整形外科ではレーザー治療が少なく、いまだに患者数の多い椎間板ヘルニアに対してさえもＰＬＤＤは標準治療になっていません。

標準治療というと、ほとんどの人が言葉の意味から「並の治療」とか「平均的な治療」と誤解しているかもしれませんが、実は厚生労働省から現時点での「最善・最良の治療」とされているもののことをいいます。

標準治療として認められるには、３段階の臨床試験をクリアしなければなりません。このハードルがかなり高いうえ、その間には安全性や有効性などを厳しくチェックするだけでなく、ほかの標準治療と比較して優れているという科学的根拠が示されて初めて厚生労働省からお墨付きをもらえます。保険診療として認められると、患者さんは全国どこにいても、誰もが安心して同じ治療が受けられるようになります。

ただ、患者さんに一定のレベルの医療を提供するには、それを使うための技術と知識を医者は習得していなければなりません。ところが、ＰＬＤＤは医者によって技術と知識に差があり過ぎる。ここが、ＰＬＤＤが厚生労働省に認められなかった理由の一つです。

また、臨床試験を行うには莫大な研究開発費が必要となります。例えば、ある医療機器メーカーが開発している治療器を世に出したいという場合、その治験を大学病院などの医者に依頼します。この場合の研究費は医療機器メーカーが提供するケースがほとんどです。これで良い結果が出て保険診療になれば、全国で使われるようになるのでメーカーが得る利益は計り知れません。

ところがＰＬＤＤの場合は、手術をできる技量をもつ医師が少なく新しい機械が売れないので、保険認可を受けるために必要な莫大な治験費用を提供する医療機器メーカーが存在しません。そのため、大規模な臨床試験を行えないことも保険診療にならない要因になっています。

ＰＬＤＤの歴史は意外と古い

ＰＬＤＤは最先端の治療でありながらも歴史は古く、１９８６年に世界で初めてオーストリアのグラーツ医科大学脳神経外科において、アメリカのチョイ博士とオーストリアのアッシャー博士が腰痛の治療を目的に行ったのが始まりです。

その後治療効果が実証・評価され、ヨーロッパやアメリカに普及し日本には１９９０年代に導入されるようになりました。しかし、日本では当時、ラブ法やＭＥＤ法といった外科手術が主流でした。そのため、切開手術などとは異なる技術が必要となるＰＬＤＤに整形外科医たちは馴染めなかったのか、担当した医者が不器用だったのか、それとも理論的な力が乏しかったのか分かりませんが、残念ながら普及には至らなかったのです。それに加えて、先のように保険適用になっていないことも必要性を感じられなかった要因と思われます。

１９９０年代後半から民間の医療機関で機器を導入、治療を行う施設が徐々に増え始めて現在に至りますが、残念ながらＰＬＤＤをしっかりと行える医療機関が少ないのも事実です。

14

ＰＬＤＤによる副作用はない？

ウソ

他施設の報告に多くみられますが、ＰＬＤＤを受けたあとに、今までになかった腰痛やしびれ、太ももに筋肉の張りを感じる場合があります。症状や状態により個人差がありますが、副作用が生じた場合、手術後１週間～１カ月程度、症状が一時的に続くこともあります。また、リスクはかなり低いですが、感染症を起こす可能性もあることを事前に知っておいてください。

感染症は術後に残った異物で起こることが多い

ＰＬＤＤで感染症が起こった場合、その細菌はどこからくるのでしょう。

頸椎椎間板ヘルニアの治療では、首の前方から穿刺針を挿入するので、食道を貫通すればそこから感染するといわれていました。

しかし、ＰＬＤＤの手術中は、「Ｃアーム」という３６０度回転するレントゲンで、いろいろな角度から撮影した画像を見ながら血管や神経を避けて穿刺針を進めていくため、腕の確かな医師であれば、食道の動きも見ていますし、食道に異常が生じれば症状が出るので分かります。したがって、術中にトラブルが生じれば当然、すぐに対処するため、感染は考えにくいのです。

細菌は血流を介して運ばれてくるということが多数の論文[＊1]によって明らかにされており、感染源は、むしろ術後に残った異物であるケースがほとんどです。そして、その異物の多くはレーザーによって炭化した組織、つまり焦げた組織や血腫なのです。

そこで、当院は組織（髄核）を焼くのではなく、パルス波と呼ばれるレーザー光線を使用し、熱でなくパワーで削るようなイメージで組織を蒸散していきます。

レーザーには連続波とパルス波がある

レーザーは光増幅器と光共振器によって構成され、レーザー出力は光共振器内で光が発振することによって得られます。レーザーの発振は、大きく分けて連続発振とパルス発振の2種類があります。連続発振は一定の出力を連続して発振し、パルス発振は一定の繰り返し周波数で発振しています。

波でいうと、連続波は出力したレーザーのパワーが最頂点のまま維持されるのに対し、パルス波は最頂点の時間が1秒程度と短く、それが繰り返されます。パルス波を見てみると、ピーッと鳴って山ができたあと、パタパタと鳴ってパワーが下がります。ですから音を聞きながらレーザーのパワーをコントロールして、焼くのではなく削るようにして髄核を蒸散していきます。

しかし、連続波の場合はそうはいきません。山の状態で持続しているため、照射する時間を見誤ると煙が出て焦げてしまうのです。照射した場所によっては、組織が焼き切られてしまいます。これが、先に述べたような感染症につながっているわけです。

このようなこともＰＬＤＤを行う医者なら知っていなければなりません。知らずに連続波の機械を使っていると、事故を招く恐れがあります。

ちなみに、ダイオードレーザーの場合は連続波のみですが、疑似のパルス波が出るようになっており、ピッピッピッと音が出てパワーが制御される仕組みになっています。これにより安全を確保しているわけですが、ダイオードレーザーを使っていながら、「当院はパルス波です」という間違った思いこみのまま診療をしている医療機関が数多くあります。本当に、ＰＬＤＤを扱う医者は全員きちんと物理学を理解してほしいものです。

もしダイオードレーザーを使っているにもかかわらず、パルスという言葉を医者が使っていれば、その医者はレーザーを理解していない、または経験が乏しいと判断してもよいでしょう。

⑮ 椎間板ヘルニアを放置し過ぎるとPLDDが効かなくなる？

ウソ

年を取ると髄核の柔軟性が失われます。また、長年ヘルニアを患っているとヘルニア部分が骨化してしまうこともあります。そうなると、レーザーで蒸散しても飛び出して圧迫しているヘルニアが十分に縮むとは限りません。

しかし、要は痛みの原因になっている神経にヘルニアが触れないようにすればいいので、レーザーを照射する場所や出力量をきちんと計算し、蒸散作用を効果的に引き出せば症状を改善させることは可能です。

痛みが落ち着いているときにヘルニア治療は行うべき

椎間板ヘルニアになっていても症状が出なければ日常生活に支障をきたしませんから、治療の必要はないわけで、ましてや切開手術は論外でしょう。

しかし、一度でも症状が現れ、椎間板ヘルニアであることが判明した場合に、いつまでも保存的治療を続けているのは意味がありません。先に述べたように、切開手術をしなければならない事態に陥る前に、軽症の段階でなんらかの手立てを講じておくことが望ましいのではないでしょうか。

症状が軽いからといって、放置しておくと、ヘルニアが骨化して、ＰＬＤＤの効果が低くなります。このような場合であっても、医者の高い技術でレーザー治療の効果を最大限に引き出すことは可能ですが、早いにこしたことはありません。

人は「喉元過ぎれば熱さを忘れる」というように、痛い思いをしてもそれが治まると忘れてしまうものです。そして、また痛みが出てくると病院に行って消炎鎮痛剤を処方してもらうという繰り返しで、まるでモグラ叩きのようなことを続けているわけです。

⑯ 高齢になると
ＰＬＤＤは危険？

ウソ

年を取ると体内の水分量は減少し、子どもが約80％なのに対して高齢者は約50％といわれています。そのため、水分量の少ない高齢者にＰＬＤＤは効果がないと指摘する声も少なくありません。しかし、レーザーは水分だけに吸収されているわけではないことが最近の研究によって明らかにされたのです。高齢だからといって、ＰＬＤＤは危険というわけではないのです。

レーザー光線は水分にのみ吸収されるという考えは古い

ＭＲＩのＴ２画像では、水分の多い部位は白く映ります。そのため、若い人で椎間板の水分量が多いと椎間板は白く映りますが、それに比べて高齢者や椎間板が傷んで水分量が減少している人の椎間板は黒く映ります。

これを見て、レーザーは水分にしか吸収されないという化石の理論を唱えている医者が、ＰＬＤＤは高齢者もしくは重症の患者さんには効かないと主張しているのです。

ＰＬＤＤに使用されるレーザーには、Ｎｄ‐ＹＡＧレーザー、ダイオードレーザー、Ｈｏ‐ＹＡＧレーザーなどがあります。

ＰＬＤＤが日本に伝わって間もない頃から、これらのレーザー光線は水、すなわち生体に含まれている水分に吸収されると信じられてきました。レーザーの波長と水分の吸収率は基本的に右肩上がりの関係なので、波長が長いほどレーザー光線は水分に吸収されやすく、安全で効果的というわけです。

ところが、大阪大学大学院工学研究科の粟津邦男教授らの論文(＊2)によると、レーザー光線に対しては水分だけではなくタンパク質を含む生体そのものによる吸収と散乱（反射）が起こっていることが、光学的に測定されたというのです。その結果、いわゆるブルーレイなどに近い波長の短いほうが安全に、かつ効率良く生体に反応するという報告でした。

これによって多くの医者が唱えていた「ＰＬＤＤは高齢者には効かない」という理論は崩壊しました。

実際に、私は60代以降の患者さんに対してもＰＬＤＤ治療を行っています。

高齢社会である日本では、自分の足できちんと立って歩けるようにする期間を長くすることが重要です。その手助けになる治療法がＰＬＤＤだと思います。

さまざまな批判もあるかと思いますが、最高齢としては97歳の患者さんを治療して完治させました。その患者さんからは「これで老後も頑張れるわ。ありがとう」という冗談のような感謝の言葉をいただきました。

COLUMN④

犬も椎間板ヘルニアになる!?

時にはワンちゃんも腰椎椎間板ヘルニアになります。特に胴の長さが特徴のダックスフンドやコーギーなどの犬種は、腰椎椎間板ヘルニアになりやすいといわれています。その理由は「軟骨異栄養性犬種」といって、生まれつき軟骨の変性を起こしやすく、腰に負担がかかるからだそうです。

ワンちゃんがＰＬＤＤを受けることもあります。人間のＰＬＤＤは局所麻酔で行いますが、ワンちゃんには全身麻酔をかけてから行います。西日本では鳥取大学農学部共同獣医学科などで積極的に研究されています。

開業している獣医でＰＬＤＤを実施しているところもあるので、ホームページなどで調べてみるとよいでしょう。

私もたまに相談を受けますが、さすがにワンちゃんのＰＬＤＤは行ったことがありません。ただ、研究に関しては連携しています。もちろん、ワンちゃんにはワンちゃん用の光ファイバーを使っていますが、クリニックによっては人間と同じ器具を使っているところもあります。

逆に、安い値段で人間のＰＬＤＤを行っているクリニックでは、動物用の機械を使用して経費削減しているところもあり、安全にできるのか心配しています。

第4章

椎間板ヘルニアの再発防止のウソ・ホント

～人生100年時代、元気な身体であるために～

17 再発防止には運動をしないほうがいい？

ウソ

もちろん痛みが出ているときに運動するのは厳禁です。けれども椎間板ヘルニアの治療後は、首痛や腰痛の予防としてストレッチだけではなく、適度な運動が不可欠です。その理由は、筋肉や関節を柔らかくして、血行を良くすることで老廃物の排出を促したり、筋力を強化することで、首や腰を守るなどのメリットがあるからです。

椎間板ヘルニアにはウォーキングがよい

運動というとスポーツジムなどに行かないとできないように思いがちですが、無理なく自分のペースでできる有酸素運動であるウォーキングがお勧めです。

歩くという動作は簡単に行っているようで、実は多くの筋肉を使っています。例えば大腿四頭筋（大腿直筋・広筋）、大腿二頭筋、前頸骨筋、下腿三頭筋（腓腹筋・ヒラメ筋など）といった足の筋肉を使って1歩、また1歩と進みます。さらに、お尻や腰、背中、そして腕を振るので腕の筋肉も使っていますし、視線を前に向けることで首の筋肉が働いて本来の位置に固定されます。つまり、全身の筋肉を使って初めて「歩く」ことができるのです。

そのため、歩かなくなると多くの筋肉が減少し、さらにバランス能力、心肺機能が低下します。こうなってしまうと歩くスピードが落ち、横断歩道で信号が青の間に渡りきれない、また荷物を持つとバランスが保てずにふらついてしまう、小さな段差でつまずき転んでしまうなど、日常生活に多大な影響を及ぼす恐れが出てきます。

また、筋肉量は成長期に増え、その後は加齢とともに減少していきます。

しかし、筋肉は骨とは違っていくつになってもトレーニングを行えば、そのぶん増やすことができる組織でもあります。

よく1日1万歩が良いなどといわれますが、歩数にこだわる必要はありません。初めは２０００歩を目標に、1日20分のウォーキングから始めましょう。特にウォーキングのための時間を取らなくても、エスカレーターやエレベーターはなるべく利用しない、バスや車に乗らないで歩ける距離は歩いて移動する、階段を使うようにするなど、ほんの少しの工夫でも結果は変わってきます。

また、天気や気温、風の様子などで、その日にどれくらい歩くのかを決めるのもいいでしょう。長く続けることが何より大切なことですから、咲いている花を眺めて四季を感じたり、その日の気分で歩くルートを変えたりして気分転換を図り、楽しみながら歩くようにするのが効果的です。

そして、歩くときは口角（口の端）をキュッと上げて笑顔をつくります。人間は、楽しくなくてもつくり笑顔をしていると、脳が楽しいと勘違いして本当に楽しい気持ちになるのです。楽しいと体内からは幸せホルモンが分泌され、心身の癒やし効果も高まります。

視線は自然に前を向き、頭を天からつり上げられているようなイメージで背筋を伸ばします。肘を曲げて腕を振り、足は後ろ足のつま先で地面を踏み込むようにして重心を前に移動させます。この姿勢をマスターすることが、効果的なウォーキングのポイントです。

●ウォーキングの効果

・腹筋、背筋、大臀筋を鍛える
・血圧を安定させる
・体脂肪を燃焼させる
・冷え性を改善する
・便秘を解消する
・ストレスを解消する

効果的なウォーキング

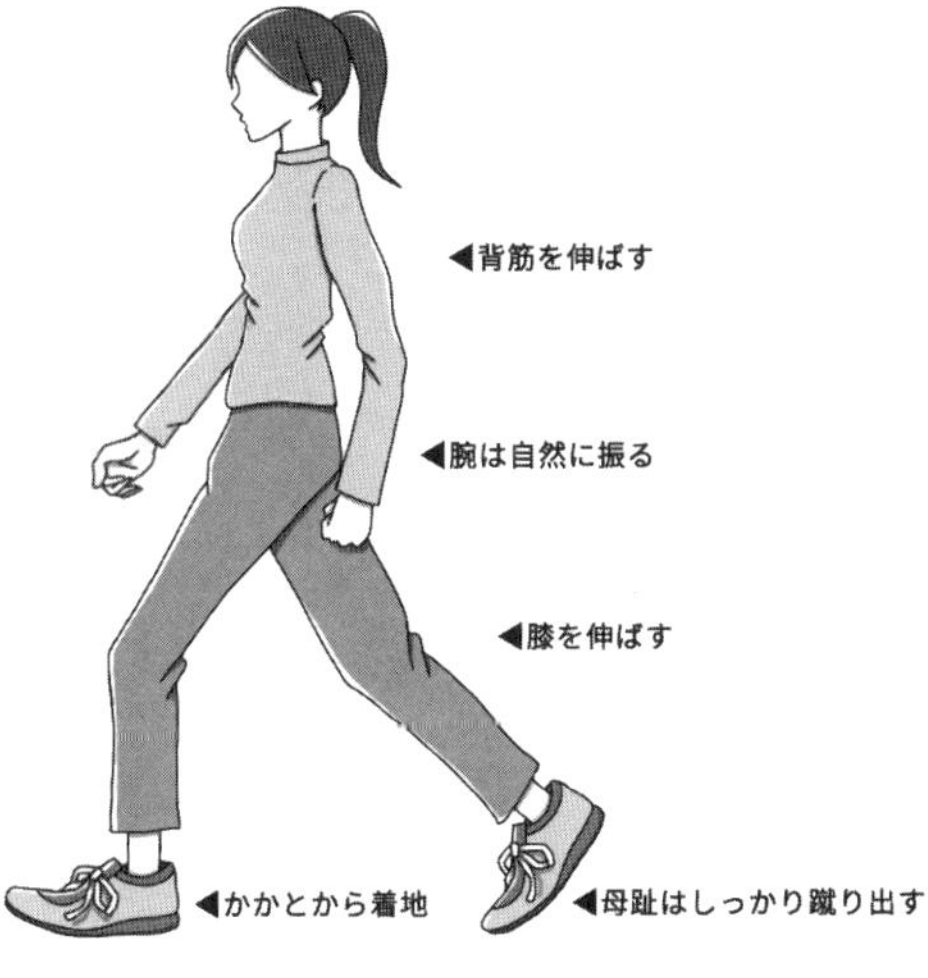

・心肺機能を高める

筋トレをすると椎間板ヘルニアになりづらい

運動には、有酸素運動と無酸素運動の2種類があります。有酸素運動は、筋肉を収縮させる際のエネルギーに酸素を使う運動のことで、ジョギングや水泳、エアロビクス、サイクリングといった、一定時間、少量から中程度の負荷をかけて行うのが特徴です。

これに対して無酸素運動は、筋肉に溜めてある糖質をエネルギー源にする運動で、短距離走や筋トレなど、短時間で集中的に筋肉に対して高い負荷をかけて行います。瞬発的にかける負荷が大きいぶん、消費エネルギーも多い無酸素運動のほうが、有酸素運動よりも息が上がりやすいのが特徴です。

椎間板ヘルニアの再発予防という観点からは、両方の運動を組み合わせるとよいのですが、まずは身体に負担をかけないように有酸素運動を週2回、30分程度行うとよいでしょう。これを習慣化するのが望ましいことです。

体調を崩して何日も寝込んでいたあとは、疲れやすかったり普段のように動けなかったりと、体力や筋力、持久力などが衰えます。これは、もっている機能を使わないと驚くようなスピードでその機能が低下していくからで、同様に椎間板ヘルニアなどで痛みがあり、長い間運動ができずにいた場合も筋力などが衰えています。

そこで、椎間板ヘルニアの再発を予防するためにも適度な運動が必要なのです。運動には次の３つの効果があります。

・筋肉や関節を柔らかくする

同じ姿勢を続けていると、特定の筋肉が緊張した状態となって凝り固まってしまったり、身体の一部分に負担がかかったりします。また、普段の生活では使わない筋肉や動かさない関節などが出てきて身体が硬くなってしまいます。こうした部分をほぐす効果があります。

・血行を良くして老廃物の排出を促す

血液には、新鮮な空気を運び、老廃物を流して排出する役割があります。そのため、血流が悪くなると新陳代謝が低下してしまいます。身体を動かすことで血流を良くし、体内を活性化します。

・**筋力をつけて自前のコルセットを作る**

首回りや腰回りの筋肉が衰えてくると、姿勢を保てなくなって体重を腰だけで支えるようになり、負担が大きくなります。筋肉を鍛えると、それがコルセットの役割を果たして身体を支え、首や腰をガードしてくれるようになります。

⑱ 姿勢の良い人は椎間板ヘルニアを再発しづらい？

ホント

背筋をピンと伸ばして胸を張るといえば、学校で教わった「良い立ち姿勢」の基本です。いわゆる「気を付け！」の姿勢ですが、無理をして伸ばそうとすると背骨が反り過ぎたり、無駄な力が入ったりして、逆に身体の負担につながります。良い姿勢の定義は特にありませんが、重心が通っていて身体に負担が少なく、リラックスできる姿勢が良いと考えられています。

正しい姿勢とは

最近は見かけることがなくなりましたが、〝起き上がりこぼし〟というオモチャがあります。どんなに強い力で前後左右に押しても起き上がり、倒れることがありません。なぜ倒れないのかというと、本体下部の重心にオモリが入っているからです。逆に、重心が少しズレただけで、起き上がることはできなくなります。

人間の身体も同じで、身体の軸である重心が整っていれば、どんなストレスを受けても身体が歪むことはなく、たとえ歪んだとしても元の状態に戻って健康を維持することができます。

一方で、私たちの身体には重心がズレても、それでバランスを取る仕組みが備わっています。それが、身体を支えている骨格と筋肉です。

猫背は重心が前にズレた状態ですが、それでも前に倒れることなく立っていられるのは、主に筋肉が踏ん張っているからでもあります。その踏ん張りが限界に達し、背骨が歪んだ結果として現れた状態が椎間板ヘルニアです。

背骨を横から見ると緩やかなS字カーブを描いています。S字カーブによって重力を分散させ、関節や首、腰、脳への衝撃を吸収しているのです。「気を付け！」の姿勢は、背骨のS字カーブが失われてしまうため、衝撃を吸収することができなくなってしまいます。この姿勢を一般的には「反り腰」といいます。

　こうした理由から、猫背だけではなく、反り腰も身体に負担をかけるので良い姿勢とはいえません。それでは、重心が整っ

姿勢のタイプ

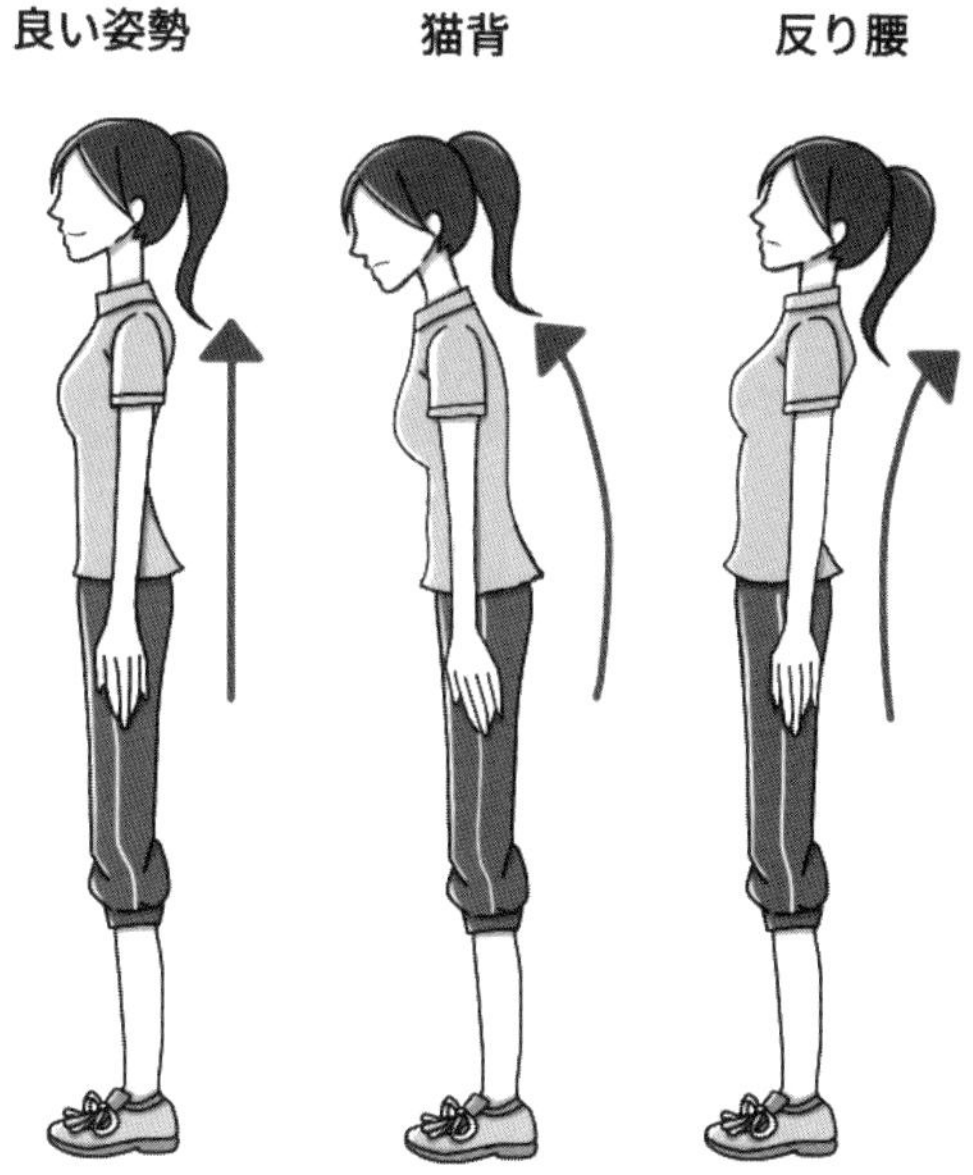

た良い姿勢がどのようなものかというと、耳・肩・骨盤の出っ張り・膝・くるぶしの5点が直線で結べる位置にある姿勢です。

自分で分かりにくいときは、壁を背にして立ち、肩・お尻・かかとが軽く壁に触れるようにします。この姿勢を覚えておき、普段から意識して気を付けるとよいでしょう。最初は慣れない姿勢に違和感を覚えるかもしれませんが、いつもより長時間立っていても疲れにくかったり、痛みが出にくくなったりすることを実感できると思います。

腰に負担をかけない動作

・重いものを持ち上げるとき

面倒でもいったん膝を曲げて腰を下ろし、荷物を身体に引き寄せて全身の力を使ってゆっくりと真上に持ち上げます。中腰で腕の力だけで持ち上げようとするのは厳禁です。

腰に負担をかけない正しい動作

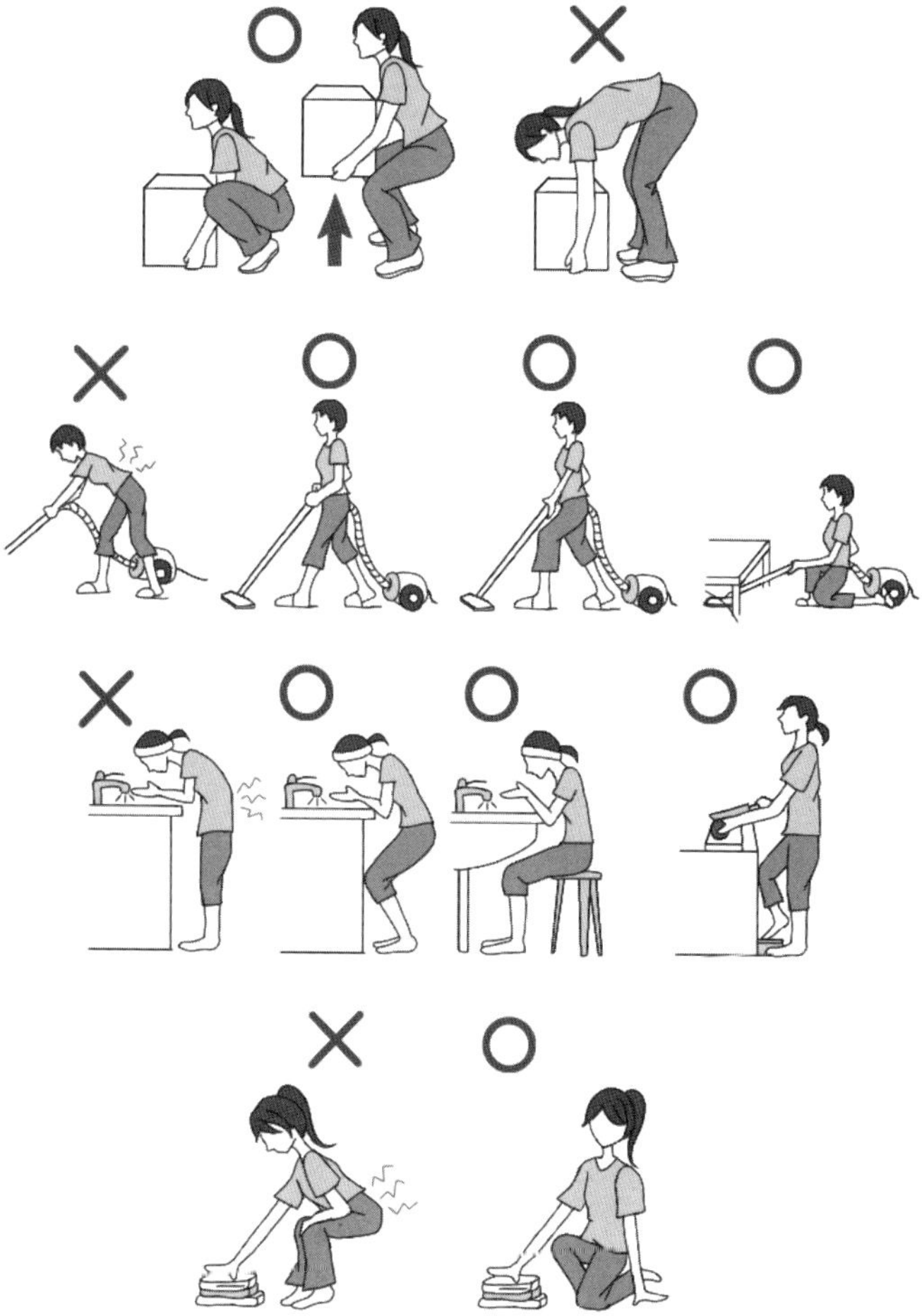

・家事を行うときなど

掃除や洗濯、洗面台で顔を洗うなど、日常生活では前屈みや中腰といった腰や背中に負担のかかる姿勢を取りがちです。なるべく背筋がまっすぐな状態を保つように普段から意識することが必要です。

・前屈みになるときは先に膝を曲げる

椅子を利用したり、足台を使うなどして前屈みを予防したり、中腰で作業をせずに片膝や両膝をついて行うようにしましょう。

座り方次第で腰痛にもなれば予防にもなる

本来、人間が座るときは腰骨（仙骨）がまっすぐ立つように座るのが正しい形です。言い方を変えると、「坐骨を座面に突き立てる」のが良い座り方になります。

坐骨というのは、座っているお尻の下に手を入れたときに感じる左右一対の骨のことをいいます。この坐骨を座面にまっすぐ突き立てるようにして座ると、腰骨がまっすぐに立った状態になります。すると、背骨もまっすぐ上に伸びていきますから、あとは頭をその線上の背骨に乗せるイメージでバランスを取ります。この座り方をすると、腰だけではなく首にも負担がかからなくなります。

この座り方を維持するには、椅子に深く座ったほうが安定します。そうすると、背もたれに背中が触れてはいても頼ることなく座っていられます。

そして、足の位置ですが、前にそろえるのが見た目には美しいのですが、腰痛予防という観点でいうなら、前後に置いたほう

腰に負担をかけない正しい座り方

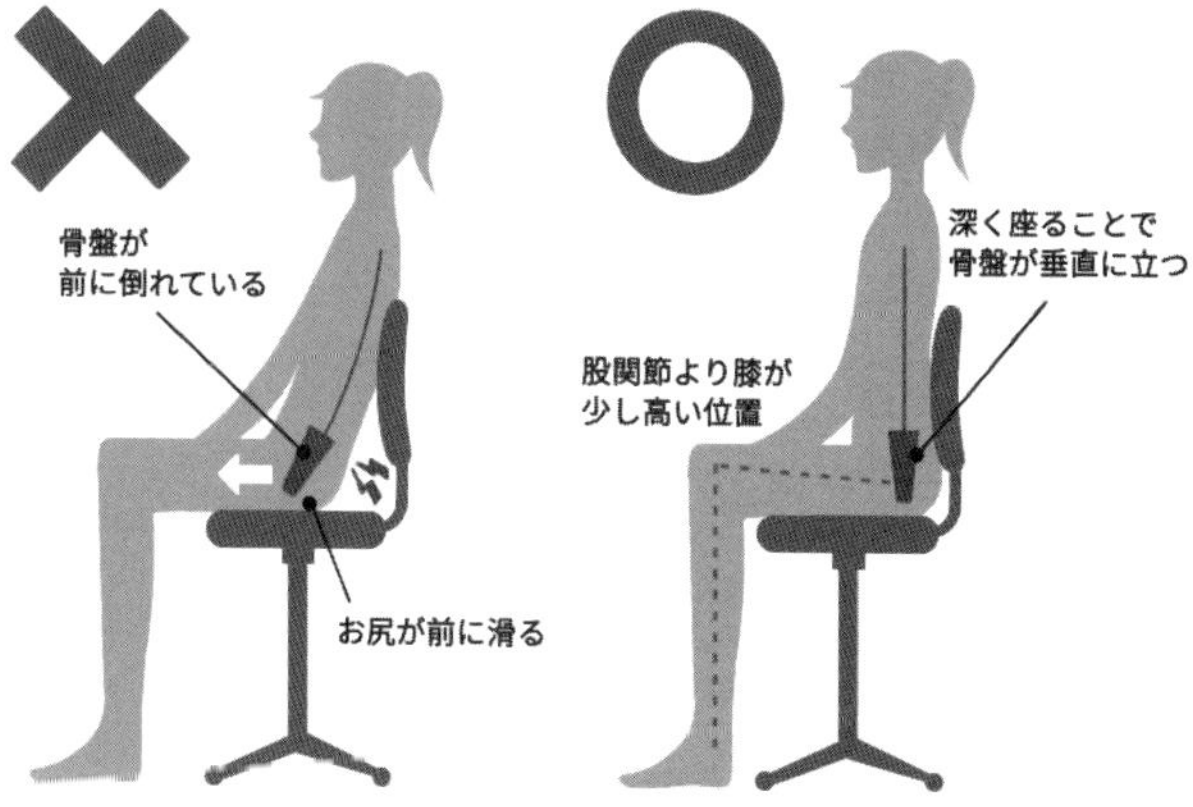

お尻が前に滑った状態　　正しい座り姿勢

がよいでしょう。その理由は、足を前後にずらして置くと、手前の足が上半身の支えになって腰が安定し、疲れにくくなるからです。

こうして正しい姿勢を保っていれば、腰痛を避けることはもちろん、猫背やストレートネックの予防にもなり、肩こりの改善にもつながります。

ですから自宅でくつろいでいるときも、腰が深く沈み込むようなソファは腰痛を悪化させる可能性があるので避けたほうがよいでしょう。

また、床に座る場合も同様に、座椅子など背もたれのあるものを使い、両足を前に伸ばして少し膝を曲げて、肘掛けに両肘を乗せ、上半身の体重の負担を軽減するように工夫するのが効果的です。

リモートワークは椎間板ヘルニアになりやすい

コロナ禍でリモートワークや在宅勤務の導入が進みましたが、自宅での仕事環境が整っておらず、首や腰の痛みを訴える患者さんが増えています。パソコンで作業をしている間も、背筋を伸ばして頭部が背骨の上にしっかり乗っていれば、首にも腰にも必要以上の負担がかかることはありません。しかし、同じ姿勢を取り続けるのは、1時間が限界といわれています。精神的にも1時間以上になると集中力が低下するため、1時間に1回は休憩を取るようにすると、気分転換にもなって仕事の効率がアップします。

休憩時間に軽いストレッチをすると効果的

身体を動かさずに同じ姿勢を取り続けていると、血液循環が悪くなって首や肩こり、腰痛が生じ、椎間板ヘルニアになりかねません。先にも述べたとおり、立っているにしろ、座っているにしろ、同じ姿勢を続けること自体に無理があります。なぜなら、動物は「動く物」と書くとおり、身体を動かすことを前提にして骨格や筋肉などがつくられているからです。つまり、植物のようにじっとしていることが苦手なのです。

最も効果的な対処方法は、長く座っている場合は立って歩き回ること。私も新幹線で移動するときは、30～60分に1回は席を立ち、トイレに行くふりをして車内を歩くようにしています。

ただし、すでに首や腰に痛みが出ているときは、グルグル回して骨をポキポキ鳴らすのは厳禁。特に首のストレッチの際、音が出るほど負荷をかけてはいけません。

仕事の合間にできる簡単ストレッチ

〈首のストレッチ〉

キャスターのない動かない椅子に座り、以下の体操を左右交互に２セット行いましょう。

・振り向き体操

1．正面を向いたまま息をゆっくり吸います。
2．ゆっくりと息を吐きながら顔を左側へ。
3．再び正面を向き、息をゆっくり吸います。
4．ゆっくり息を吐きながら今度は顔を右側へ。

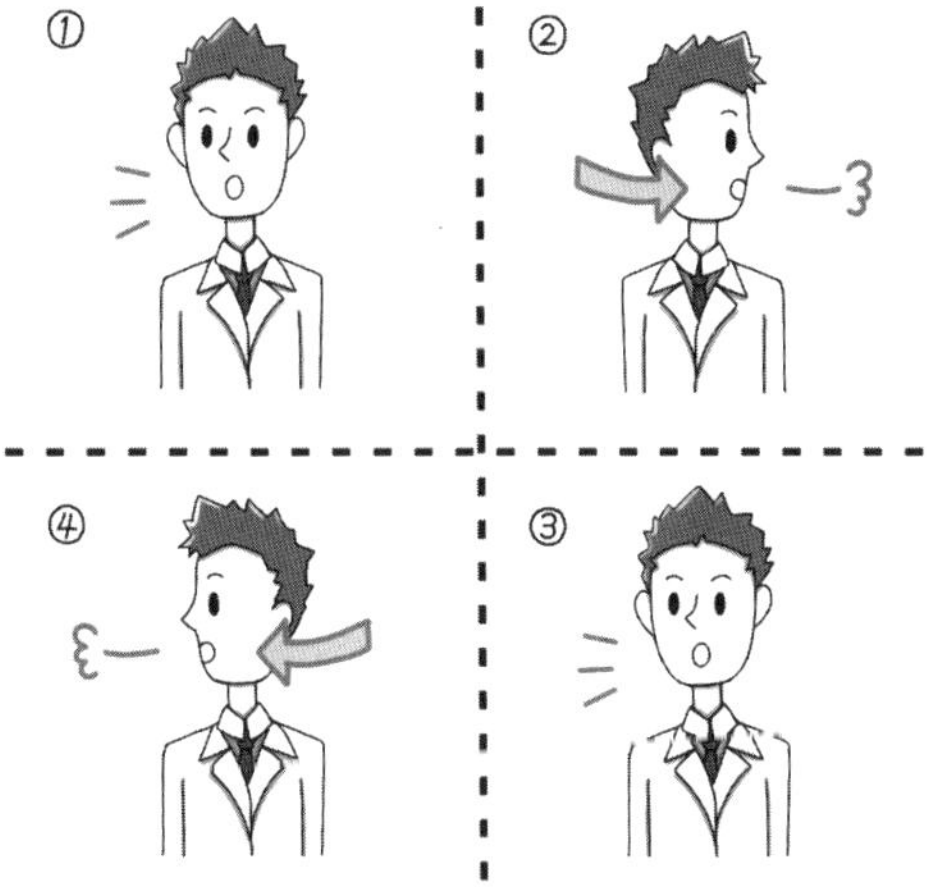

・**横倒しから半回し体操**

1．正面を向いたまま息をゆっくり吸います。

2．ゆっくりと息を吐きながら頭を左に傾け、少し力を入れて首を伸ばします。

3．そのまま半円を描くように、ゆっくりと前を通って頭を右に。

4．右に傾けた状態で少し力を入れて首を伸ばします。

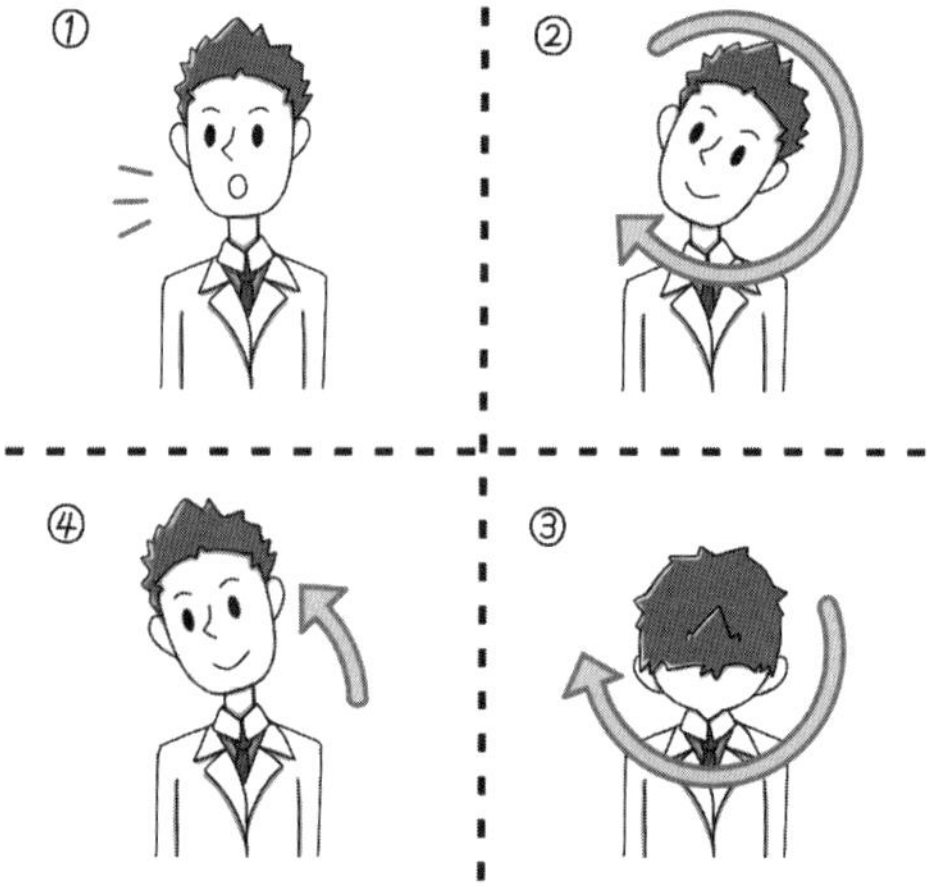

・肩すくめ首回し体操

1．正面を向いてゆっくりと息を吸いながら首を伸ばします。

2．息はそのままで肩をすくめます。

3．ゆっくりと息を吐きながら肩を下げたら、再び正面を向いて息を吸います。

4．ゆっくりと息を吐きながら首を傾け、後ろから半周回します。

5．最後に少し首を伸ばすようにします。

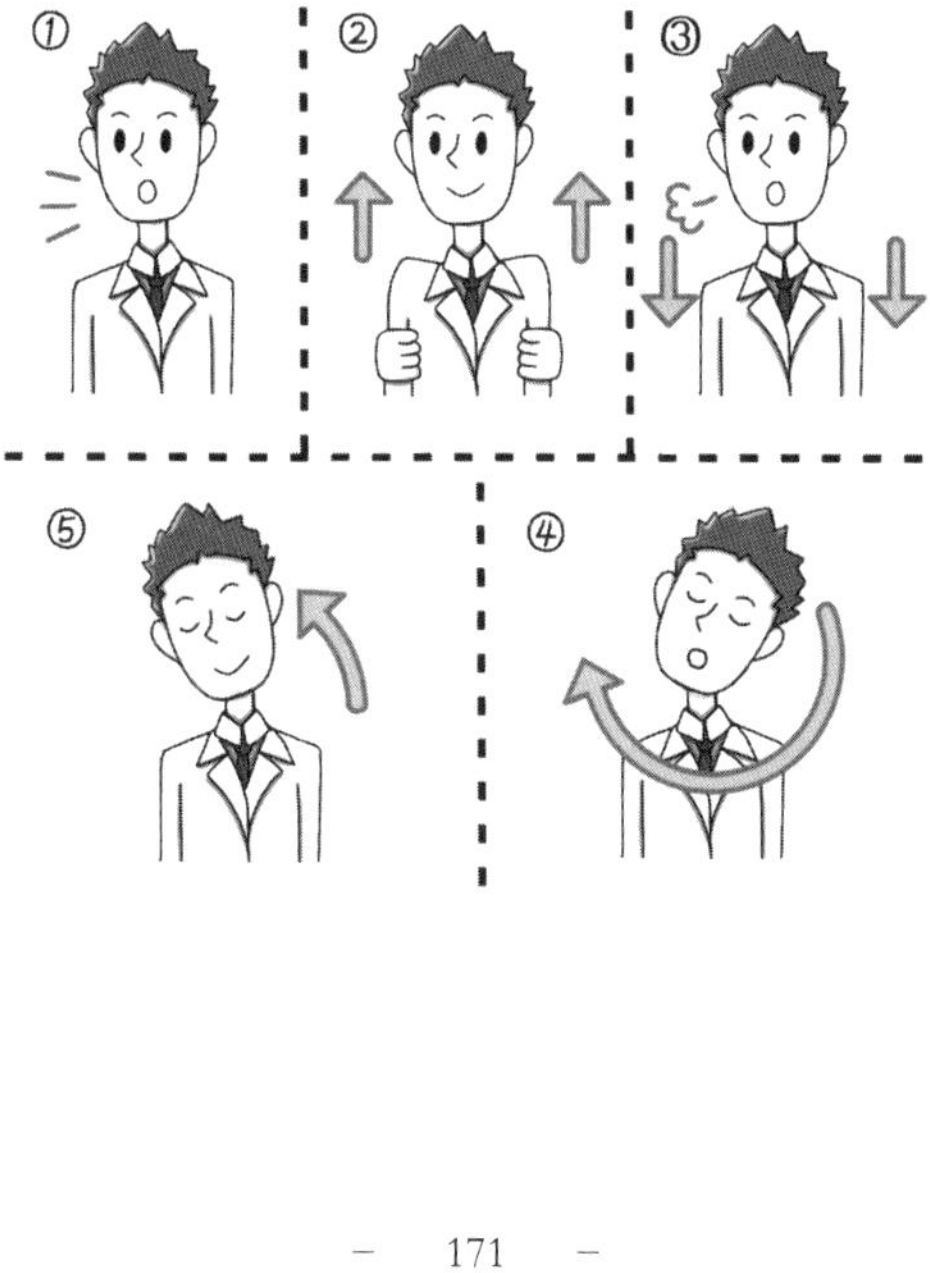

・肩、前腕アイソメトリック

1．顔は正面を向いた状態で、肩の高さで手を握ります。

2．１～４まで数えながら握った手を左右に引っぱり合います。このとき、息は止めずに自然にしています。

3．今度はゆっくりと息を吐きながら肩を下げ、ゆっくりと息を吸います。

4．１～４まで数える間、力を抜きます。このときも呼吸は自然のままで。

5．１～４の動作を５回行います。

＊アイソメトリックとは等尺性運動のことで、筋肉の長さを変えずに筋力を発揮させます。この体操では肩から腕の筋肉（三角筋、三頭筋、前腕筋群）が鍛えられます。首には直接関係ありませんが、姿勢を正しく保つのに効果があります。

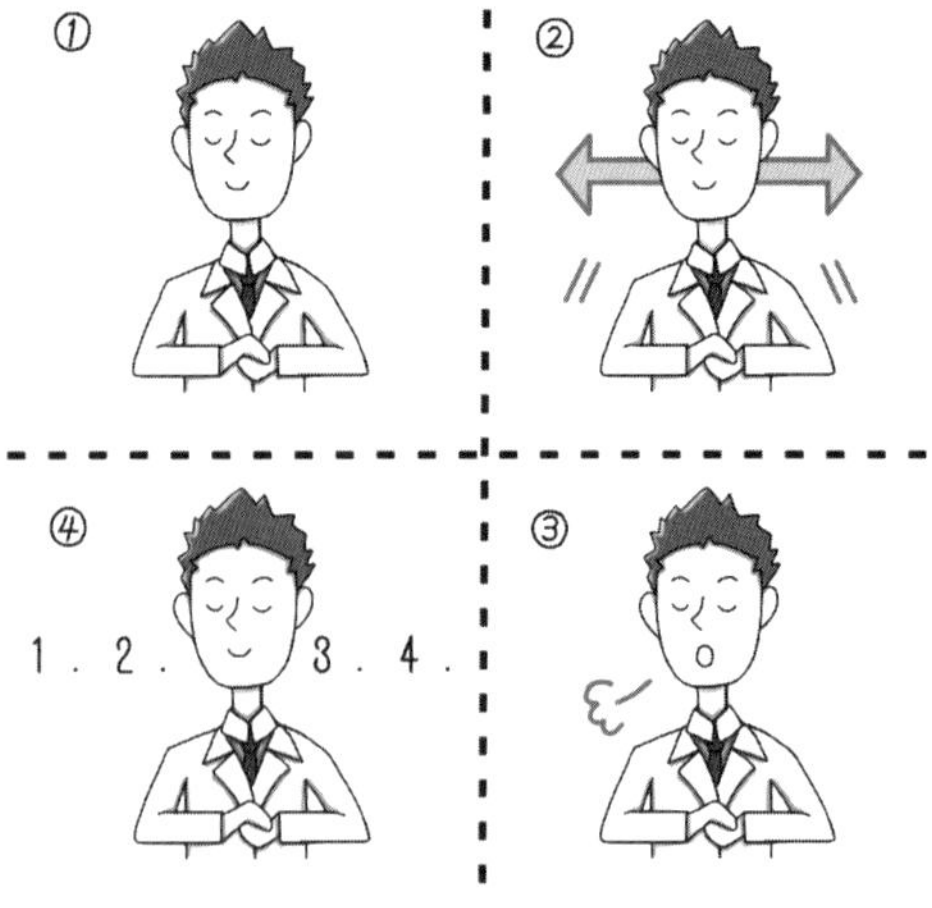

〈腰のストレッチ〉

・腰椎、股関節のストレッチ

1．椅子に浅く腰掛け、片足を抱きかかえます。そのまま 10 秒ほどキープします。

2．左右の足を入れ替え、これを数回繰り返します。

＊このストレッチは、仰向けに寝て行っても効果があります。背筋を伸ばして行うのがポイントです。

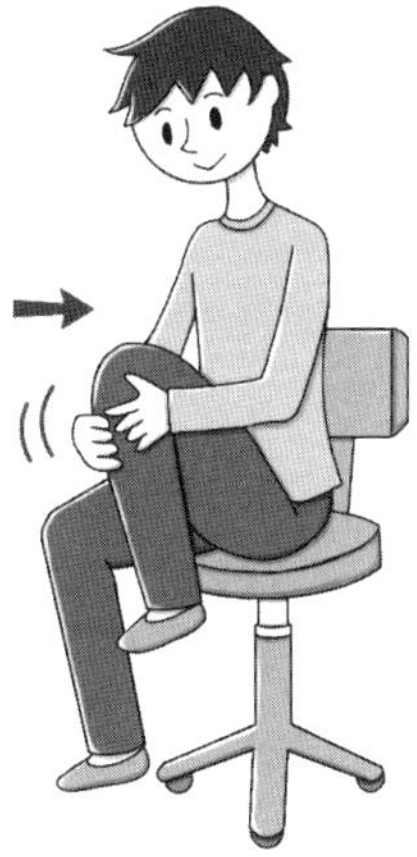

・**腹筋、大臀筋と椎骨のストレッチ**

1．両足を軽く開いて座り、両手の平でお腹を押さえます。

2．おへそを覗き込むようにして、ゆっくりと頭を下げていきます。

3．お腹とお尻を引き締め、そのまま 10 秒間キープ。

4．ゆっくりと身体を緩めたら、頭を上げます。また頭を下げていき、これを数回繰り返します。

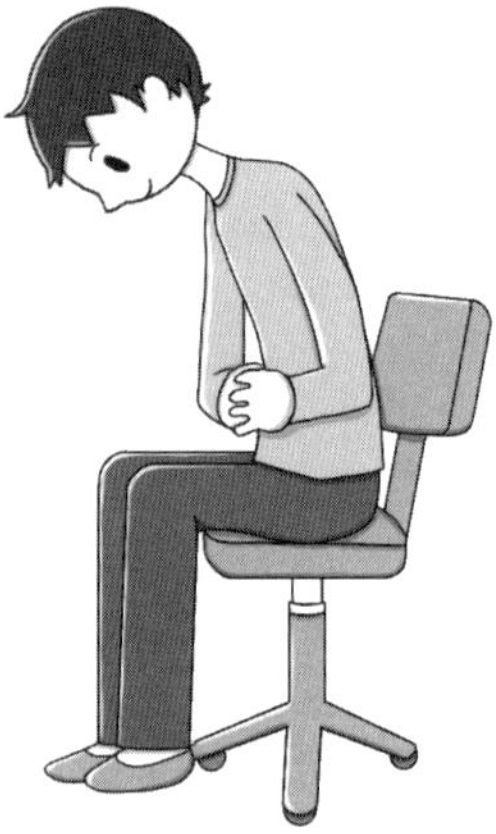

・大胸筋、腹筋のストレッチ

1. 椅子に浅く座って腰の後ろ側に両手を当てます。
2. あばらを開くような気持ちで、ゆっくりと胸を張って両手で腰を前に押します。
3. その状態を数秒キープしたら、いったん身体を緩めます。これを数回繰り返します。

＊腹筋、大臀筋と椎骨のストレッチとセットにして行うと、より効果がアップします。

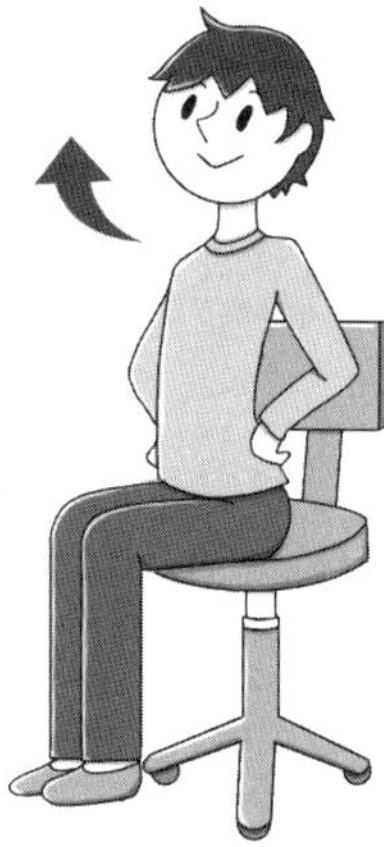

・足首のストレッチ

1．椅子に座ったまま、片足ずつつま先を上げ下げします。

＊ふくらはぎを伸ばす気持ちで行うのがポイントです。
同じ体勢をずっと続けていると、重力によって足先に老廃物が溜まったり、血行が悪くなったりします。特にデスクワークを続けていると、足がむくんでパンパンに張ってしまうため、足先を動かして血行を良くすると、むくみや疲れが取れます。

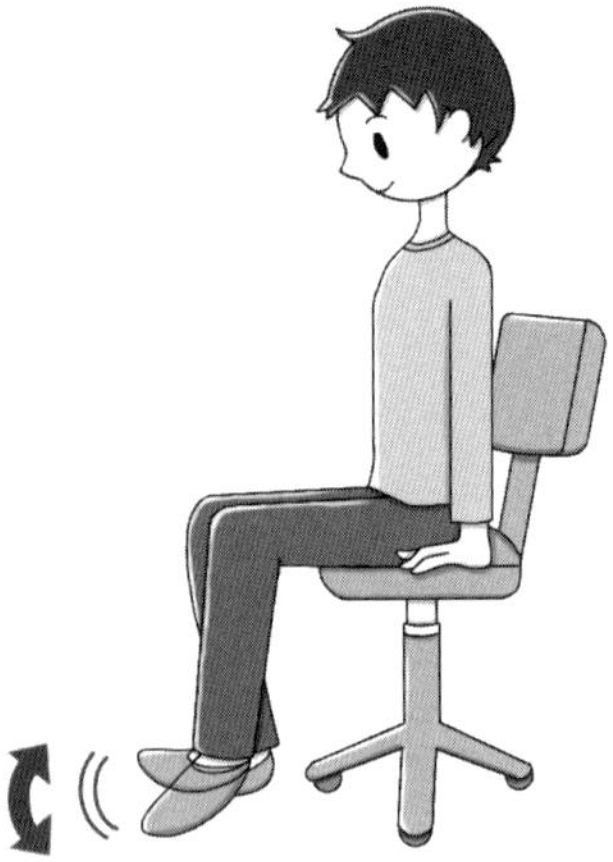

・膝下のストレッチ

1．椅子に浅く腰掛け、姿勢を正します。

2．片足を上げ、上げた足の足首をできるだけ曲げて、足指を身体に引きつけ、そのまま5秒ほどキープします。

3．足を変えて、交互に行います。

＊足首のストレッチと同じく、リンパの流れを良くするので足のむくみ解消に効果的です。

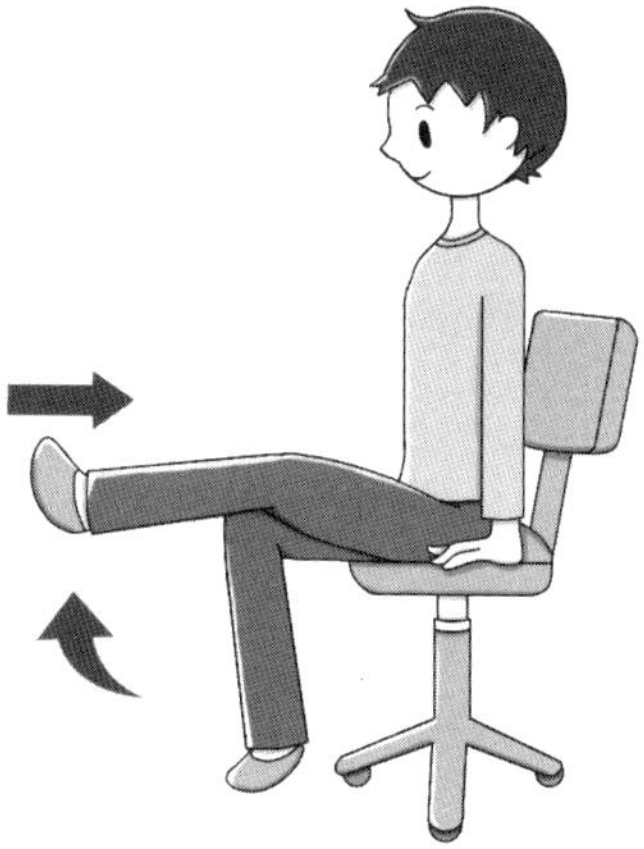

椎間板ヘルニア再発を予防する寝具の選び方

寝具選びはとても大切です。高反発の寝具は、適度に身体を押し上げてくれるので首痛や腰痛の人にはお勧めです。ただし、硬過ぎる寝具は考えものです。床に薄い布団を敷いて寝るなど、いわゆる〝せんべい布団〟のように硬過ぎても首や腰に負担をかけてしまいます。

寝たときに身体がまったく沈まないと、仰向けに寝て足を伸ばしたときに大腰筋が引っ張られた状態になり腰が緊張するため、かえって腰椎が圧迫されて痛みが出てしまいます。

もう一つ大切なポイントとなるのが「枕」です。枕は寝返りを前提に選ぶことが重要です。横向き寝になることを想定し、「肩の高さ」に合わせるのがよいでしょう。

枕は長く使っているとペチャンコになってしまうため、肩より低くなってきたときが買い替えの時期です。その際、枕の大きさにも気を配り、最低でも自分の肩幅くらいはあるものを選びましょう。

椎間板ヘルニアの再発予防には〝横向き寝〟が良い

同じ姿勢で長時間いることが首や腰に負担をかけることは、すでに説明しました。それなら当然、寝ている間も同じことがいえます。

日本人の睡眠時間の平均は約7時間ですから、その間はほとんど身体を動かさずにいることになります。デスクワークなら途中でトイレに立ったり、1時間ごとに身体を動かすストレッチをしたりもできますが、寝ているときには自分でコントロールできません。

そう考えると睡眠時間は、必ずしも首や腰にとっては優しい時間とは言い難いものがあります。

皆さんは寝るとき、どのような姿勢を取っているでしょうか？

恐らく多くの人は、まっすぐに上を向いて寝る〝仰向け寝〟をしていると思います。

しかし、身体の構造からすると、仰向け寝は正しい寝方ではないのです。

脊椎動物で上を向いて寝ているのは人間だけ。仰向けになって寝ているワンちゃんやネコちゃんを私は見たことがありません。特に首痛や腰痛がある場合、仰向けで寝るのはリスクが高いといえます。

それでは逆に、〝うつぶせ寝〟が良いのかというと、これも首や腰が反り返るので首痛や腰痛を起こしやすい最悪の寝方になります。一説によると、内臓が弱い人は無意識に身体を守ろうとして、うつぶせ寝になっているといわれています。

ですから、寝るときには股関節と膝を曲げ、やや腰を曲げてエビのようなポーズの〝横向き寝〟をお勧めしています。これが、背骨全体のためには一番ラクな寝方といえます。

横向きになると背骨が曲線を描くようになるので、首や腰の骨が本来のカーブを取り戻しやすくなります。つまり、一つひとつの骨の間隔が開くので、首や腰にとってリラックスしやすい状態になります。

また、すでに首や腰が痛い場合でも、骨と骨の間隔が開けば神経の圧迫も緩むので、痛みを感じにくくなります。ただし、痛むほうを上にすると、骨と骨の間隔が狭まり、さらに強く神経に触れる恐れがあるので注意が必要です。

このほか、横向き寝は舌の落下が起きにくいので睡眠時無呼吸症候群の予防になりますし、妊娠中の女性に適した寝姿勢です。消化器系の不調を抱えている人の場合は右半身を下にすると腸の働きを助けることができ、貧血体質の場合は心臓がある左半身を下にすると全身の血液が心臓に戻りやすいともいわれています。

もちろん、寝ている間も寝返りを打つなど動いているものですから、「横向きで寝たはずなのに、朝起きるといつも仰向けになっている」ということがあるでしょう。その場合は、気にする必要はありません。眠りにつき、寝返りを打ち始めるまでの間、背骨に負担の少ない横向き寝をすれば十分です。

気になるという人は、「抱き枕」を使うのも一つの方法です。横向き寝で問題になるのが、腕の位置です。身体の下に腕をもっていくと血行が悪くなりますし、前にもってくるのが自然ですが、何か落ち着かないもの。そのせいで、横向きの姿勢が取りにくいという人が多いのです。そういう人は、抱き枕を試してみてください。自然に姿勢が正しくなるだけでなく、寝つきが良くなる人もいるのでお勧めです。

骨盤ベルトやコルセットは予防のために装着してはいけない

私たちは床に置いてある荷物を持ち上げるとき、身体を安定させるために腰回りの筋肉を使ってお腹に力を入れ、自然と腹圧を高めています。このように身体には本来、腹圧を自然に高めることができる機能が備わっています。

しかし、椎間板ヘルニアなどで痛みがあると、腹圧を高めることができなくなります。そこで、筋肉の代わりとなるコルセットを装着し、身体を安定させているのです。これが、先に述べたように筋力が自然のコルセットの役割を果たしているということです。

しかし、腰痛を予防する目的で、痛くもないのにコルセットに頼って装着していると、筋肉は衰えてしまうため、自力で身体を安定させることができなくなります。

もちろん、腰に痛みが出ている場合は、骨盤ベルトやコルセットは有効な器具といえますし、コルセットを外せば負荷がかかり、椎間板ヘルニアの場合は髄核が再び飛び出てきます。ただし、ヘルニアの原因が取り除かれたわけではないので、表面の症状を和らげたに過ぎません。

スマホは頸椎椎間板ヘルニアの原因になる

頸椎が本来もっている緩やかなカーブが失われ、まっすぐな状態になっていることを、ストレートネック、もしくは「スマホ首」と呼びます。

首の診断をしていると、たまに患者さんが「ストレートネックになっていると整体院で言われました」と訴えることがあります。しかし、ストレートネックは病名ではなく、首がまっすぐになっているからといって直接的に症状と関係するわけではないのです。

確かに、その原因としてはスマートフォンやパソコンを使うときに、うつむいた状態になるなど姿勢が悪いことで首が前に突き出たり、逆に後ろに引っ込んだりすることが挙げられます。けれども、あくまで原因であり、治すべきは頸椎椎間板ヘルニアのほうで、ストレートネックを治すのが目的ではないのです。

整体やカイロプラクティックなどの治療院が、「ストレートネックは治さないと危険」と煽り、問題を大きくしていますが、デリケートな首に外力を加えることのほうが危険です。

⑲ 血流が滞ると椎間板ヘルニアになりやすい？

ホント

首や腰への負担を軽減するには血行を良くすることも大切です。血液の粘性が高い、いわゆるドロドロ血液は血液循環を悪くするため発痛物質が流れずに首や腰に滞ってしまいます。その結果、首や肩、腰に凝りや痛みが生じやすいので、身体を動かすことに加えて食事にも気を付けたほうがよいでしょう。

身体を温めて血行を良くする食事とは

私は栄養学の専門家ではありませんので詳しいことは分かりませんが、「血流を良くする食材」としてよく挙げられているものを選ぶことは大切です。肉よりも魚中心のメニューにし、野菜はいろいろな種類を摂ったほうがよいでしょう。

例えば、野菜なら青ネギ、ニンニク、パセリ、ホウレン草、ニンジン、アスパラガス、ピーマン、タマネギ、ニガウリ、ブロッコリーなど、緑黄色野菜を中心に選ぶと抗酸化作用も得られるので血液サラサラ効果が期待できます。

魚であれば、サバ、アジ、サンマ、イワシなどの青魚を中心に、マグロ、タチウオ、ウナギ、ブリ、サワラ、カツオなど。なお、魚は養殖のものは脂肪分が多いこともあるので、天然もののほうがお勧めです。

また、血行を良くするには冷たいものは避け、温かい料理で身体の中から温めることも大切です。鍋物やスープ、シチューなどに、ニンニク、ショウガ、ネギなどを加えると、さらに効果がアップします。

シャワーだけで済ませてはいけない

椎間板ヘルニアを予防するには、入浴方法にも注意が必要です。仕事で帰宅が遅かったり、面倒だったりするとシャワーで済ませてしまう方も多いですが、シャワーだけでは十分に身体が温まらず、血行はあまり改善されません。きちんとお湯に浸かり、首や腰を温めることが重要です。

入浴方法としては、まずは湯船の中で浴槽にもたれてください。背中がしっかりついていることで腰の筋肉の働きを抑えることができ、腰の筋肉をリラックスさせることができます。40度くらいの熱過ぎないお湯に10～15分浸かることをお勧めします。また、入浴剤を使うことで効果的に血流を良くすることができます。自分の好きな香りで、血行促進効果が期待できる入浴剤を選んでみてください。

COLUMN ⑤

「肩こり」という言葉をつくったのは夏目漱石!?

誰もが普通に使っていて、日本人ならどういう状態なのか共通の認識をもっている「肩こり」という言葉ですが、実は英語にはないのです。

では、外国人は肩が凝らないのかというと、やはり凝るようですが、辞書を引くと似たような言葉として「stiff neck」がありました。どうやら肩より首の凝りを意識しているようで、日本人の考える肩こりの概念とは違っています。

では、いつ頃から「肩こり」という言葉が使われるようになったのかというと、一説には夏目漱石の造語で、それ以前は「肩が張る」という言い方をしていたといいます。それを夏目漱石が『門』（1910年）という小説のなかで「指で圧《お》してみると、頸と肩の継目の少し背中へ寄った局部が、石のように凝っていた」と表現したとか。

ところが、元禄元年（1688年）に出版された浅井貞庵の『方彙口訣』下巻に「背ヨリ肩後へ凝ルアリ」という記述(*1)があることから、江戸時代には「肩こり」という言葉が使われていたようなのです。それを夏目漱石が使ったことで一般に広がり、日本人は症状を強く意識するようになったと考えられています。

PLDDで治療した患者の声

体験談① 長年にわたり蓄積された首への負担が限界を迎えた

——菅生 新さん《男性／61歳（治療当時）》の場合

俳優の菅田将暉さんを長男にもたれ、ご自身も経営コンサルタントとしてテレビ・ラジオ番組などで幅広くご活躍されている菅生 新さんも当院でPLDD手術を受けられた方のお一人です。菅生さんが頸椎椎間板ヘルニアを発症され、治療を受けて完治されるまでの経緯を紹介しましょう。

壇上に立っているとき、後頭部に激しい痛みを感じた

株式会社エグゼクティブの代表を務める私は、経営コンサルタントとして数多くの講演に出演するほか、主に中小企業経営者向けの勉強会を開くなど、いわゆる「立ち仕事」というやつを長年にわたって続けてきました。

立ち歩くことは、私にとって極めて日常的な行為ですから、肉体的に疲労を感じはしても、実は首に対して集中的に負荷がかけられ続けているとは思っていませんでした。

そんななか、昨年の2月、カラオケ中に突然後頭部に電流が走りました。吐き気を伴い、脳が壊れるかと思うほど激しい痛みでした。その後の生活は悲惨なもので、起きても寝ても首が痛い、特に夕方になると痛みは悪化する傾向にありました。東京の病院を中心に、秋頃までいろいろな病院を渡り歩きましたが、言われたことは「首の体操をして治すしかない」というものでした。

幸い、ほどなくして痛みは少し薄れ、なんとか動けるようにはなったものの、講演会はコロナ禍もあり、休演状態となってしまいました。

次男からPLDDの専門家である伊東先生の話を聞く

その後、不安を感じた私はなるべく安静に、首の様子を観察しながら日々を過ごしました。すると、それまでは特に気にも留めていませんでしたが、手指にしびれを感じたり、なんとなく首や肩にだるさを感じたりするようになったのです。

思い返せば、仕事では常に立った状態でいることが多く、3人の息子たちがまだ幼かった頃は、よく抱きかかえて面倒をみていたり、子どもと同じ目線に立つために無理な体勢を取ったりしていたことも遠因になっていると考えられました。

こんな状態では、講演活動をまともにこなせるとは思えないし、テレビやラジオへの出演もためらわれる、そう思い悩んでいたところ、次男がヘルニアのレーザー治療の専門家である伊東先生が所属されている政党の東京事務所の手伝いをしていたことを思い出したのです。

さっそく、次男に連絡を取り、伊東先生について詳しく教えてもらうことにしました。聞けば、伊東先生は日本が抱える医療の闇に一石を投じ、国民によりよい医療を提供するために奮闘されており、ヘルニア治療の書籍も多数刊行されているとのこと。次男の口ぶりからも、伊東先生に対する絶大な信頼感がうかがい知れました。

けれども、思い返してみると、そもそも伊東先生は2006年に医療のベンチャーとして、私の番組にゲストで出ておられたのです。

伊東先生といえば、亡くなられたやしきたかじんさんの腰のヘルニアを治されて、その後たかじんさんの番組『そこまで言って委員会』で世に広まったということですが、伊東先生を最初に世の中に紹介したのは、実は私が司会を務める『菅生新のサクセスファイター』という番組だったのです。そのような経緯もあり、伊東先生とは巡り合わせというか、御縁を感じていました。

ＰＬＤＤには〝感動〟が詰まっている

次男に話を聞いたあと、私はぜひとも伊東先生に治療を施してもらうべく、クリニックを訪れることにしました。

伊東先生と初めてお会いしたのは、つるとんたんでおなじみの株式会社カトープレジャーグループの代表取締役である加藤友康さんのパーティーでしたが、白衣を身にまとわれている伊東先生には、スーツ姿とは違う気迫があると感じました。

とはいえ、伊東先生の気さくな笑みは、診察室に漂いがちな緊張感をたちどころに吹き飛ばしてくれ、談笑まじりに治療の説明を行ってくれたおかげもあり、手術と聞いても不安を感じることはありませんでした。

ＰＬＤＤ手術はあっという間に終了し、術後の経過も順調そのものでした。仕事にもすぐに復帰できましたし、手足のしびれや首や肩のだるさはまったく感じなくなりました。

私の人生哲学に、人々を楽しませるために「感動」をより多くの人に伝える、というものがありますが、伊東先生のＰＬＤＤ手術は私に大きな「感動」を与えてくれました。

今後、息子たちだけでなく、腰椎・頸椎椎間板ヘルニアなどで苦しむ人たちに、ＰＬＤＤという「感動」を伝えていきたいと思います。本当に、伊東先生のおかげで「人生」助かりました。

体験談② 仕事とはいえ、身体を張り過ぎました

――お笑いコンビ「アキナ」秋山賢太さん《男性／33歳（治療当時）》の場合

吉本興業株式会社大阪本社所属のお笑いコンビ「アキナ」のツッコミ役である秋山賢太さんは、２０１６年に某テレビ番組収録中に起こった事故で、頸椎椎間板ヘルニアを発症されました。事故がどのようにして起こり、どのような治療を受け完治に至ったのかの経緯を紹介しましょう。

未経験者が格闘技を体験するときは細心の注意を払わなあきません

僕が頸椎椎間板ヘルニアを発症することになったのは、某テレビ番組の収録中にブラジリアン柔術を体験したのがきっかけでした。僕は格闘技の経験なんてありませんから、道場に足を踏み入れたときから、正直言って内心ではビビりまくっていました。

道場の中には、人を痛めつけることを生業としている方々が大勢おられ、僕の姿を見るや否や、彼らの目は新たな獲物を見つけたといわんばかりに、爛々と輝いていました。

さっそく、道着に着替え、僕は格闘技体験をすることになりました。対戦相手の方は鍛え抜かれた身体を武器にして、赤子の手をひねるが如く、僕を転がしたり、這いつくばらせたりしました。

引き金は、ほんの些細な動きに過ぎなかったんです

ただ、私も芸人のプロとして、格闘技体験はなんとなくこなすことができ、むしろインストラクターの方と友達のように仲良くなりました。しかし、これがあだとなったのです。

収録が終わり帰る途中、本当に冗談で軽く驚かそうとしたインストラクターの方に後ろからタックルをされたのです。このときにむち打ちのような衝撃が首に走りました。そして数日経つと左腕がしびれるようになり、もう起き上がるのもしんどかったです。

深刻だった首の違和感と寝技への恐怖感が、嘘みたいに消え去りました

収録から数日が経っても、首の違和感は消えず、それをもたらした寝技への恐怖感は大きくなるばかりで、日々の生活を送るなかで、めまいを起こしたり、眠れなくなったりすることも多くなっていきました。さらに昨年12月には、ランニング中に耐えがたい首の痛みにもおそわれました。日ごとに強まる違和感と恐怖感に耐え兼ねた僕は、芸能リポーターの井上公造さんの紹介でヘルニア治療を得意とされている伊東先生を訪ね、診断してもらうことにしたのです。公造さんのお母さまも伊東くりにっくで腰のヘルニア治療をされたそうです。

先生に自身の症状を伝えると、すぐにＭＲＩを撮ることになり、頸椎椎間板ヘルニアを発症していることが判明しました。

先生が言うには、頸椎椎間板ヘルニアを治療する方法は、メスを使う切開手術とＰＬＤＤと呼ば

れるレーザーでヘルニアを除去する手術の2通りがあるそうで、切開手術は保険が適用されますが危険性は高く、レーザー手術は保険適用外ですが危険性は極めて低いとのことでした。

　保険が使えて治療費を安く抑えられるのは魅力的でしたが、僕は身体にメスを入れられると考えただけで震えが止まらなくなってしまい、とても切開手術を選ぶ勇気は出ませんでした。伊東先生から差し出された選択肢は、初めからレーザーの一択しかなかったのです。

　とはいえ、結果的にレーザー手術を選んで正解だったと思います。術後の痛みもなく、それどころか術前にあった痛みがすぐに8割ほど減ったんです。今はもうすっかり治りました。

　もし、あなたがふいに誰かからタックルを受けて、首に違和感を覚えるようなことがあれば、伊東先生のもとを訪ねてみてほしいと思います。きっと、すべての問題がきれいに解決されるはずですから。

おわりに

私はこれまでに首痛や腰痛に関する書籍を数冊出版しています。そのなかでレーザー治療には触れてきましたが、レーザーそのものがどのようなものなのかの説明はしてきませんでした。

それは、原子や電子といった日常生活ではまず耳にする機会のない難しい話になってしまうため、読者が退屈して最後まで読んでいただけなくなると不安になったからです。そうなると首痛や腰痛の原因や治療法、日常生活での注意点など必要な情報まで伝えることができなくなってしまいます。これでは本末転倒というもの。

しかし、患者さんからは「ＰＬＤＤという治療法を理解するためにもレーザーのことを知っておきたいので教えてほしい」と前向きな言葉をいただき、私の心配とはむしろ逆の反応が多かったのです。

それも当然で、昔のような「お任せ医療」の時代は終わり、現代は患者さんが自ら治療を選択する時代ですから、自分が受けようとする治療のことを知らなければ判断のしようがありません。

そこで今回は、椎間板ヘルニアをメインテーマにして、そのレーザー治療であるＰＬＤＤにスポットを当てて説明していく書籍にしてみました。よく患者さんから質問される項目をウソ・ホント形式にすることで、レーザーの仕組みを私なりに分かりやすく書いたつもりでしたが、ご理解いただけましたでしょうか？

現在、国内には椎間板ヘルニアの患者さんが１００万人以上いますが、ほとんどが保存的治療を何年も受けているのが現状です。患者さんが望んでいるのは単に症状を抑えることではなく、きちんと治して不安要素を取り除くこと、そして、発症前のように元気に活動できることではないでしょうか。

それを叶えることができる方法の一つが、ＰＬＤＤというレーザー治療なのです。しかも、軽症から重症まで、あるいは年齢を問わずに高齢者にも対応できるうえ、低侵襲で治せるのですから画期的といえます。

しかし、これを実現するには医者側の技術と経験が必要であることは、本書をお読みになって分かったことと思います。

これからの医療は、確実に低侵襲の時代に向かうでしょう。そうなれば、ますます医療用レーザーの担う役割は重要になってきます。レーザーを用いた新たな診断や治療法が開発されるでしょうし、レーザーの機械そのものも進歩して先進的で高性能な機械やレーザーファイバーが開発されるでしょう。これによってさまざまな波長や出力のレーザーが応用されると思われます。

　そうなれば、これまでは困難とされてきた病気の治療も、新たなレーザー技術によって治せるようになるかもしれません。

　このように、今後の医療が変わる可能性を秘めているのが「レーザー医学」です。それにもかかわらず、整形外科の分野においてはＰＬＤＤ一つをとっても足並みがそろっていないのですから、ほかの医療分野に比べて遅れていることは否めません。

　ですから私は、日本レーザー医学会の理事として、また大阪大学の招聘教授として、ＰＬＤＤの技術を引き継ぐ職人的な医者を育てていきたいと考えています。

　一方で、職人的でなければできない技術を必要とする治療に、未来はないとも思っています。多くの医師が安全に高いレベルのレーザー治療を行えるようにするには、レーザーの機械そのものを扱いやすいものに改良する必要があります。そこで、大阪大学大学院と共同で医療用レーザーの研究開発にも取り組んでいるところです。

　実現できれば整形外科の分野でもレーザー治療が広く認知され、保険適用となって、患者さんは誰でも、安価で治療が受けられるようになります。これが、ひいては椎間板ヘルニアで苦しんでいる患者数を減らすことにもつながると信じています。

それまでは、自由診療ではありますが、低侵襲で日帰り手術も可能なので、信頼できる医師のもとでＰＬＤＤを利用していただければと思います。

今や椎間板ヘルニアは、何年も抱えて我慢するような病気ではありません。治せる治療法があるのですから、選択肢として検討してみる価値はあるのではないでしょうか。

本書を読まれてレーザー治療に興味をもたれたり、受けることに迷われていたりする患者さんは、医者のことをよく調べたうえで治療に臨めば、きっと良い結果を得られるでしょう。

椎間板ヘルニアでつらい思いをしている患者さんたちにとって、本書が希望になればうれしく思います。

参考文献

序章

＊1　第一三共ヘルスケア株式会社「30代・40代の全国47都道府県男女５０００人に聞く、肩こり・腰痛調査　もしも、肩こり・腰痛がなくなったなら　日本人の幸福度は４割増」２０１６年9月7日

＊2　Deyo RA, Weinstein JN : Low back pain. N Engl J Med 344 (5) : 363-370, 2001

＊3　厚生労働省「社会福祉施設における安全衛生対策～腰痛対策・ＫＹ活動～　第2章　腰痛対策」

＊4　山内リカ「最新研究で明らかに腰痛は治せる！　試してみたい簡単体操」『週刊朝日２０１７年10月27日号』朝日新聞出版

＊5　スプートニク日本「スマホ利用者になぜ椎間板ヘルニアが多いのか？　科学的根拠が明らかに」２０１７年4月16日

第2章

＊1　独立行政法人国民生活センター「錠剤・カプセル状の健康食品の品質等に関する実態調査―形状から、医薬品だと思っていませんか？―」２０１９年8月1日

第3章

＊1　小久保安朗、内田研造、久保田力、吉澤今日子、中嶋秀明、馬場久敏「化膿性脊椎炎の診断と治療（解説）」『整形外科と災害外科46巻5号』西日本整形・災害外科学会、２００３年

＊2　石井克典、伊東信久、井上惇、本多典広、寺田隆哉、粟津邦男「椎間板ヘルニア髄核組織の光学

特性の算出と経皮的レーザー椎間板減圧術の最適波長に関する一考察」『日本レーザー医学会誌 31巻２号』特定非営利活動法人日本レーザー医学会、２０１０年

第４章

＊１ 矢野 忠「総説「肩こり」とその背景」『全日本鍼灸学会雑誌 46巻２号』社団法人全日本鍼灸学会、１９９６年

伊東信久（いとう・のぶひさ）

伊東くりにっく院長、医療法人社団眞愛会理事長
神戸大学医学部医学科卒業後、大阪市立大学大学院医学研究科に入学。修了後、大阪市立大学形成外科医局を経て、麻酔科、脳神経外科、整形外科など多岐にわたる医療現場で活躍する。「腰痛の悩みを抱える患者が、原因や病名を正しく認知し適切な治療に臨めるように」と椎間板ヘルニアをレーザーで治療するPLDD（経皮的レーザー椎間板髄核減圧術）専門クリニックとして、2006年に伊東くりにっくを開業。また、がんの最先端治療の一つであるNKT細胞がん治療にいち早く着目するなど、「人生100年時代」を見据えた最前線の医療の提供に尽力する。

本書についての
ご意見・ご感想はコチラ

椎間板ヘルニア治療のウソ・ホント

2021年4月5日　第1刷発行

著　者　　伊東信久

発行人　　久保田貴幸

発行元　　株式会社 幻冬舎メディアコンサルティング
〒151-0051　東京都渋谷区千駄ヶ谷4-9-7
電話　03-5411-6440（編集）

発売元　　株式会社 幻冬舎
〒151-0051　東京都渋谷区千駄ヶ谷4-9-7
電話　03-5411-6222（営業）

印刷・製本　瞬報社写真印刷株式会社

装　丁　　加藤綾羽

検印廃止

Printed in Japan

ISBN 978-4-344-93207-4 C0047

幻冬舎メディアコンサルティングHP

http://www.gentosha-mc.com/